M. Gautier et F. Renault

Formulaire des Spécialités Pharmaceutiques

PARIS
J.-B. BAILLIÈRE ET FILS

FORMULAIRE

DES

SPÉCIALITÉS PHARMACEUTIQUES

ANDOUARD. — **Nouveaux Éléments de pharmacie,** par A. ANDOUARD, professeur à l'Ecole de médecine de Nantes, 4e *édition*, 1892, 1 vol. gr. in-8 de 952 p., avec 200 fig. Cartonné........................... 20 fr.

BOCQUILLON-LIMOUSIN. — **Formulaire des médicaments nouveaux.** Préface par le Dr HUCHARD, médecin des hôpitaux. 6e *édition*, 1895, 1 vol. in-18 de 314 pages, cartonné.............................. 3 fr.

— **Formulaire de l'antisepsie et de la désinfection.** 1893, 1 vol. in-18 de 298 pages avec figures, cart. 3 fr.

— **Formulaire des alcaloïdes** et des glucosides. 1894, 1 vol. in-18 de 312 p., cartonné.............. 3 fr.

DE LA HARPE (E.). — **Formulaire des eaux minérales de la balnéothérapie et d'hydrothérapie.** 1895, 1 vol. in-18 de 300 p., cartonné................ 3 fr.

— **Formulaire des stations d'hiver,** des stations d'été et de la climatothérapie. 1895, 1 vol. in-18, 300 p. cart. 3 fr.

GALLOIS (N.). — **Douze cents formules** favorites des médecins français et étrangers, 4e *édition*, 1 vol. in-32 de 670 p., cartonné................. 3 fr. 50

GILLET. — **Formulaire des médications nouvelles.** 1895. 1 vol. in-18, 300 p., cartonné................ 3 fr.

GUBLER ET LABBÉE. — **Commentaires thérapeutiques du Codex medicamentarius,** 5e *édition*, par le Dr E. LABBÉE, 1895, 1 vol. gr. in-8 de 1,100 p.. 16 fr.

HALLER. — **L'Industrie chimique.** Paris, 1895, 1 vol. in-18 j. avec fig. cartonné (*Encyclopédie de chimie*). 5 fr.

JEANNEL (J.). — **Formulaire officinal et magistral international.** 4e *édition*. 1 vol. in-18 jésus 1,044 pages, cartonné..................................... 6 fr. 50

LEFERT (Paul). — **Aide-mémoire de thérapeutique.** 1 vol. in-18, cartonné............................ 3 fr.

— **Aide-mémoire de pharmacologie et de matière médicale.** 1 vol. in-18, cartonné................. 3 fr.

MANQUAT. — **Traité élémentaire de thérapeutique,** de matière médicale et de pharmacologie, par le Dr MANQUAT, professeur agrégé à l'Ecole du Val-de-Grâce. 2e *édition*, 1895, 2 vol. in-8 de 1,600 pages.... 20 fr.

9379-95. — CORBEIL. Imprimerie CRÉTÉ

FORMULAIRE

DES

SPÉCIALITÉS PHARMACEUTIQUES

COMPOSITION, INDICATIONS THÉRAPEUTIQUES,
MODE D'EMPLOI ET DOSES.

A L'USAGE DES MÉDECINS

PAR

le Docteur M. GAUTIER
Ancien Interne des Hôpitaux

ET

F. RENAULT
Pharmacien de 1re classe, Lauréat de l'École de Pharmacie.

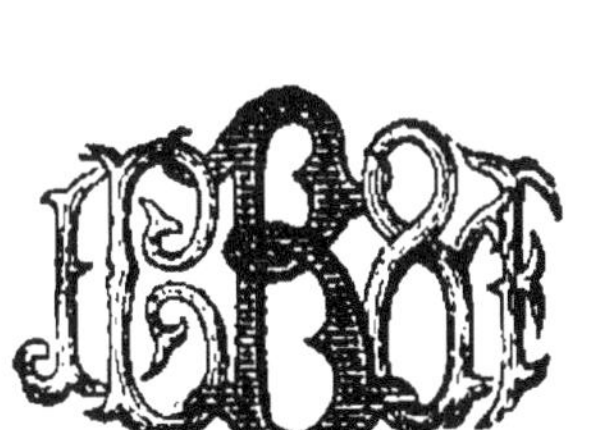

PARIS

LIBRAIRIE J.-B. BAILLIÈRE ET FILS

19, rue Hautefeuille, près du boulevard Saint-Germain.

—

1895

PRÉFACE

Les spécialités pharmaceutiques sont de plus en plus ordonnées par les médecins; le praticien y trouve un médicament, sûr, facile à prescrire sans formule compliquée, toujours semblable à lui-même, et qui n'est pas exposé aux difficultés et aux erreurs de la préparation officinale.

Mais il y a actuellement 1500 spécialités qui se disputent la faveur du médecin : celui-ci ne peut pas conserver tous les prospectus qu'il reçoit chaque jour, et qu'il ne lit jamais; aussi, quand vient le moment de donner à son malade de l'*antipyrine*, du *bromure*, du *chlorate de potasse*, de l'*iode*, de la *pepsine*, du *quinquina*, il ne sait plus à quelle spécialité s'adresser.

Il était donc utile de réunir, sous une forme scientifique et pratique, les données dont le médecin a besoin pour se guider dans son choix, et pour prescrire en parfaite connaissance de cause, selon les cas, un *vin*, un *élixir*, un *sirop*, des *cachets*, des *pastilles*, des *pilules*, etc.

Le *Formulaire des spécialités pharmaceutiques* comprend trois parties.

Dans la première partie, *les Spécialités pharmaceutiques*, nous étudions sous le nom des médicaments usuels, les spécialités répondant à la médication que le médecin a en vue; nous donnons la *composition*, les *indications thérapeutiques*, le *mode d'emploi* et les *doses*, en nous tenant à ce qu'il y a de positif et de définitivement acquis pour la pratique, et en laissant de côté les formules trop élogieuses dont se parent les prospectus.

Dans la deuxième partie, *Mémorial thérapeutique*, nous supposons la maladie connue, et nous énumérons les spécialités qui lui conviennent.

Dans la troisième partie, *Mémorial pharmaceutique*, nous donnons une nomenclature aussi complète que possible des spécialités, et nous l'accompagnons du nom des spécialistes qui en sont les créateurs et les propagateurs.

On remarquera sans doute quelques lacunes et quelques imperfections dans cette première édition; nous accueillerons avec empressement toutes les rectifications dont profiteront les éditions ultérieures.

Nous sommes heureux de pouvoir reproduire comme Introduction, le commentaire que M. le sénateur Cornil, rapporteur de la loi sur l'exercice de la pharmacie, a fait de l'article 19 du projet de loi adopté par le Sénat et soumis aux délibérations de la Chambre. Ce commentaire met en lumière les difficultés inhérentes à cette question si complexe des spécialités pharmaceutiques, qui touche à la fois aux droits du fabricant et du détaillant, aux intérêts de notre commerce intérieur et extérieur et surtout à la sauvegarde de la santé publique qui doit être particulièrement chère au médecin et au législateur.

M. G. et F. R.

EXTRAIT DU RAPPORT SUR LA PROPOSITION DE LOI

SUR L'EXERCICE DE LA PHARMACIE

Par M. V. CORNIL, Sénateur (1).

Les progrès de la chimie et de l'expérimentation physiologique marchant de pair, on a trouvé de nouvelles substances très actives qu'il est difficile d'indiquer par leur nom scientifique, tiré de la composition chimique. Il est pour ainsi dire impossible de les retenir et d'en imposer l'usage courant aux médecins et à leur clientèle. Ces produits ont reçu de la part de leurs fabricants des noms de fantaisie sous lesquels ils ont été bientôt connus, vulgarisés en médecine et vendus dans les pharmacies. Mais ces noms de fantaisie, rappelant parfois la propriété principale des substances, connus de la plupart des médecins et des malades, constituent un privilège que le fabricant peut revendiquer à l'égard des pharmaciens. Le pharmacien ne peut vendre sous cette dénomination que le produit de ce fabricant, sous peine de s'exposer à des procès de la part de l'ayant-droit.

L'exemple de cette espèce le plus souvent cité est *l'antipyrine,* nom donné comme marque de fabrique par M. Knorr à la substance connue en chimie sous le nom de *diméthylphénylpyrazolone*

(1) Sénat, session extraordinaire de 1894, n° 11, annexe au procès-verbal de la séance du 12 novembre 1894.

où de *diméthyloxyquinizine.* Retenir, employer dans les ordonnances médicales et dans le langage courant l'un de ces noms est chose assurément difficile, tandis qu'antipyrine a fait son chemin dans le monde, soutenu par de nombreuses publications scientifiques, par ses heureux effets thérapeutiques et par la publicité commerciale. Le médecin ayant ordonné de l'antipyrine, sans savoir le plus souvent que ce mot fait partie de la marque de fabrique de M. Knorr, si le pharmacien donne un flacon portant sur l'étiquette le nom scientifique seul, le malade et peut-être aussi le médecin ne le reconnaîtront pas ; si le pharmacien met sur l'étiquette le mot *analgésine*, synonyme donné par l'Académie de médecine, le malade croira qu'il s'est trompé, et si le pharmacien désigne du mot *antipyrine* un produit ne sortant pas de la fabrique de M. Knorr, il s'expose à une action intentée par le fabricant. Tel a été le procès commencé par M. Knorr contre l'un des plus honorables pharmaciens de Paris, M. Petit. Ajoutons que, depuis huit ans, aucune suite n'a été donnée à cette action judiciaire, probablement parce que M. Knorr ne se considérait pas comme fondé à demander en France une protection de la marque qu'il n'aurait pas obtenue dans son pays.

On nous a cité un autre genre d'inconvénient grave résultant de la comparaison des deux lois relatives, l'une aux brevets d'invention, l'autre aux marques. Un commerçant prend une marque et désigne d'un nom de fantaisie une substance connue chimiquement et fabriquée en grand depuis nombre d'années. Si le nom de fantaisie préconisé par ses annonces, est adopté par les médecins et formulé par eux, ce nom, cette marque de commerce peuvent arriver à nuire à la vente du fabricant, de l'inventeur même de ce même produit. Ainsi M. Merck prend comme marque commerciale le mot *pyoktanin* sous lequel il vend du *violet de méthyle* ou *violet de Paris* de la fabrique de notre honorable collègue M. Poirrier. M. Poirrier ne pourra vendre sous le nom de *pyoktanin* son *violet de Paris*. On en infère : la marque de fabrique ou de commerce présente alors plus d'avantages que le brevet d'invention, car sa durée est illimitée, à condition que le dépôt en soit renouvelé aux échéances prévues par la loi. Il ne faut cependant pas exagérer ces conséquences, car le brevet d'invention donne le privilège exclusif des produits pendant quinze ans et la marque n'empêche pas la fabrication par des tiers et ne donne autre chose que la marque d'origine, le cachet original d'une fabrication. Nous avons obvié à cet inconvénient par la rédaction du dernier paragraphe de notre article 14. Nous interdisons, en effet, la fabrication, la vente et l'annonce de toutes substances simples, préconisées comme médicament, qui ne porteraient pas sur l'étiquette l'indication de leur *désignation nécessaire*. Cette prescription obligera à mettre à côté du nom de fantaisie le terme scientifique ou consacré par l'usage et appartenant au domaine public. Ainsi, au mot *pyoktanin* devra être accolé celui de *violet de méthyle*, qui est le terme scientifique, ou celui de *violet de*

Paris, qui est généralement adopté. Si, par exemple, un commerçant s'avisait de créer un nom de fantaisie pour vendre du *quinquina*, il devrait mettre à côté le mot *quinquina*.

L'impossibilité d'employer dans le langage courant les véritables noms scientifiques est notoire pour un grand nombre d'entre eux. Les noms chimiques de substances très employées aujourd'hui, le *sulfonal : diéthylsulfonedi-méthyl-méthane ; l'analgène : orthoxyéthyle-anamonoacétylamido-quinoléine*, et de tant d'autres, défient la meilleure mémoire, ce qui explique la faveur des noms simples rappelant une propriété, ou de noms de simple fantaisie.

Mais il faut bien savoir aussi qu'il est de jurisprudence qu'une loi ne peut être tournée par une autre loi ; et que notamment, en ce qui concerne la désignation d'un produit, qu'il soit pharmaceutique ou ne le soit pas, une dénomination de fantaisie tombe *ipso facto* dans le domaine public s'il n'existe pas de dénomination constituant une désignation nécessaire de ce produit. En ce cas, la dénomination de fantaisie est de droit la désignation nécessaire. Ces principes nous paraissent incontestables dans la doctrine et la jurisprudence.

Mais si l'on s'adresse aux tribunaux pour chaque cas particulier, on est en face d'un procédé toujours lent et coûteux si l'on épuise toutes les juridictions. Nous avons pensé qu'aucune considération juridique morale ne s'opposerait à ce que nous inscrivissions dans la présente loi que l'Académie de médecine aura le droit de constituer une désignation nécessaire ne pouvant faire l'objet d'aucun droit privatif. L'Académie est déjà entrée dans cette voie: la sanction législative manque seule à l'exercice de cette prérogative.

Pour que les synonymes et les dénominations diverses d'une substance soient connus, pour que la commission du Codex n'éprouve aucun scrupule à les employer, et pour qu'au contraire elle en ait le droit et le devoir, nous avons dit à l'article 19 : « La commission du Codex devra indiquer les noms scientifiques, les synonymes et toutes autres désignations appartenant au domaine public, alors même qu'elles contiendraient un nom propre. » Parmi ces synonymes il pourra s'en trouver qui appartiennent à la marque de certains fabricants et ces énonciations du Codex ne pourront être opposées aux revendications des ayants-droit.

Mais si la commission du Codex juge nécessaire ou utile de créer pour une substance une dénomination constituant une *désignation nécessaire*, elle saisira, par l'intermédiaire du ministre compétent, l'Académie de médecine. Nous donnons à ce corps savant, par le cinquième alinéa de l'article 19, ce droit de créer une désignation nécessaire qui ne pourra faire l'objet d'aucun droit privatif. L'Académie pourra ainsi remplacer le nom scientifique impossible à retenir par une désignation plus courte, d'un usage pratique et dont tout le monde pourra se servir.

Nous avons tenu, dans cette question si délicate et complexe, à donner satisfaction au légitime désir de la commission du Codex et en même temps à ne pas bouleverser les lois de 1824 sur le nom commercial et de 1857 sur les marques, non plus que la jurisprudence qui en est résulté.

Nous avons voulu ne toucher en quoi que ce soit à la loi de 1857 sur les marques, car nous aurions déterminé des répercussions fâcheuses en France et dans tous les pays avec lesquels nous sommes liés par des conventions diplomatiques. La plus importante de ces conventions, l'Union diplomatique de la propriété industrielle, comprend vingt nations, l'Europe presque tout entière, l'Angleterre et ses colonies et les États-Unis. Ces divers États et tout récemment l'Allemagne ont successivement adopté la loi française, et sont entrés dans l'Union diplomatique de la propriété industrielle. En vertu de l'article 6 de ces conventions, toute marque de fabrique ou de commerce, régulièrement adoptée dans le pays d'origine, sera admise en dépôt et protégée telle quelle dans tous les autres pays de l'Union. Il en résulte que si nous mettions en France une restriction à la loi de 1857 en ce qui concerne les marques de fabrique appliquées aux médicaments, nous empêcherions la vente des produits français à l'étranger, mais nous serions tenus néanmoins à protéger en France les marques étrangères.

V. Cornil, Sénateur,
Professeur à la Faculté de médecine.

FORMULAIRE

DES

SPÉCIALITÉS PHARMACEUTIQUES

PREMIÈRE PARTIE

LES SPÉCIALITÉS PHARMACEUTIQUES

ABSINTHINE

Globules Duquesnel.

COMPOSITION. — Le principe de l'absinthe est renfermé à l'état de sirop dans une enveloppe de gluten.

INDICATIONS. — Atonie des organes digestifs; pour régulariser les fonctions digestives.

DOSES ET MODE D'EMPLOI. — 2 à 4 globules, un quart d'heure avant le repas, 2 fois par jour.

ACÉTATE DE PLOMB

Cosmétique Delacour.

COMPOSITION. — Voici la formule de ce produit (1) :

Acétate de plomb cristallisé...........	30	grammes.
Acide acétique camphré (à 50 p. 100 d'acide)...........................	10	—
Gomme..................................	50	—
Eau......................................	1000	—

INDICATIONS. — Gerçures aux seins.

(1) Terreil *in* Guérard, *Cosmétique contre les gerçures du sein* (*Ann. d'hyg.*, 1870, t. XXXIII, p. 65).

ACONIT.

Saccharure d'aconit Béral.

COMPOSITION. — A base d'aconit et de sucre. Chaque pastille du poids d'un demi-gramme contient une goutte d'aconit.

INDICATIONS. — Affections des organes respiratoires.

DOSES ET MODE D'EMPLOI. — Prendre toutes les deux heures une pastille ; en prendre en outre deux le soir, en se couchant.

ACONITINE.

Pilules de Saint-Cloud à l'aconitine et au valérianate double de quinine et d'antipyrine.

COMPOSITION. — Chaque pilule contient exactement :

Aconitine cristallisée	1/8 de milligr.
Valérianate double de quinine et d'antipyrine	20 centigr.

INDICATIONS. — Névralgies, migraines, fièvres.

MODE D'EMPLOI. — 3 ou 4 pilules par jour.

Pilules du Dr Moussette.

COMPOSITION. — Chaque pilule contient un cinquième de milligramme d'aconitine cristallisée et 5 milligrammes de quinium.

INDICATIONS. — Névralgies.

DOSES ET MODE D'EMPLOI. — 3 à 6 pilules dans les 24 heures.

AGARICINE.

Pilules Acard à l'agaricine.

COMPOSITION. — Chaque pilule contient 2 centigrammes d'agaricine.

Indications. — Sueurs nocturnes des phtisiques.

Doses et mode d'emploi. — 2 pilules, le soir, au moment de se coucher.

ALBUMINATE DE FER.

Dragées Trouette.

Composition. — Albuminate de fer et manganèse.

Indications. — Anémie, chlorose, croissance, convalescences, menstruation difficile.

Doses. — 2 à 6 dragées par jour, aux repas.

Liqueur et Pilules Laprade.

Indications. — Chloro-anémie, dysménorrhée. C'est le fer gynécologique par excellence.

Doses et mode d'emploi. — *Liqueur :* une cuillerée à soupe. — *Pilules :* 2 à 3 à chaque repas.

ALGUES MARINES.

Vin Leret. — Vin bromo-iodotannique phosphaté.

Composition. — A base d'*algues marines* très riches en brome, en iode, en soufre et en phosphore, associées, dans un vin reconstituant et généreux, au tannin et au chlorhydrophosphate de chaux.

Indications. — Représente la médication dépurative, tonique et anti-diathésique par excellence. Il jouit de tous les avantages de l'huile de foie de morue, sans en avoir les nombreux inconvénients : nausées, vomissements, perte d'appétit, diarrhée, prurit, éruptions eczémateuses...

Chez les enfants et les femmes, dont le lymphatisme est (suivant le mot du docteur Monin) le tempérament électif, le *Vin Leret*, en revivifiant et purifiant le sang, mettra l'organisme en garde contre les diathèses et les maladies chroniques. Avec le *Vin Leret*, on ne saurait craindre aucune manifestation herpétique ou strumeuse, aucun accident de croissance ou d'évolution.

Les gourmes et les éruptions furonculeuses cèdent au *Vin Leret*, qui déracine la torpidité constitutionnelle, résout les engorgements ganglionnaires, redresse les aberrations nutritives, empêche la tuberculisation des poumons, chez les sujets à complexion molle.

Doses et mode d'emploi. — On le prend pur ou étendu d'eau, deux fois par jour à la dose de : un verre à liqueur avant ou après le repas, chez les adultes ; une cuillerée à soupe chez les jeunes gens ; une ou deux cuillerées à café chez les enfants.

ALOÈS.

Grains de santé du Dr Franck.

Composition. — Ce purgatif antiseptique contient :

Aloès	0 gr. 06
Gomme-gutte	0 — 03
Acide borique	0 — 01

Indications. — Constipation.

Grains de vie de Clérambourg.

Composition. — Aloès, extrait de quinquina gris, miel et cannelle.

Mode d'action. — Toniques, digestifs et purgatifs.

Doses. — 1 ou 2 grains avant le repas.

Pilules Anderson.

Composition. — Ce médicament contient :

Aloès des Barbades	1 gramme.
Gomme-gutte	1 —
Essence d'anis	10 centigr.
Miel blanc	Q. s.

MODE D'ACTION. — Purgatif.

DOSES ET MODE D'EMPLOI. — 1 à 4 pilules.

Pilules Dehaut.

COMPOSITION. — Aloès, gomme-gutte, extrait de pissenlit, le tout roulé dans de la poudre de réglisse.

MODE D'ACTION. — Purgatif.

MODE D'EMPLOI. — Se prennent avec de bons aliments et des boissons fortifiantes, telles que vin, café, thé.

ALUMNOL.

INDICATIONS. — Dermatoses.

AMMONIAQUE.

Eau sédative de Raspail.

COMPOSITION. — Elle contient :

Ammoniaque liquide	6	grammes.
Alcool camphré	1	—
Chlorure de sodium	6	—
Eau distillée	100	—

MODE D'ACTION. — Rubéfiante et vésicante.

ANALGÉSINE.

Analgésine de A. Petit.

COMPOSITION. — Même composition que l'antipyrine.

MODE D'EMPLOI. — Dissoute dans son poids d'eau, elle donne un liquide incolore.

ANTI-ASTHMATIQUES.

Papier et Cigares Barral anti-asthmatiques.

COMPOSITION. — Le Papier et les Cigares Barral son préparés avec les médicaments suivants : sel de nitre et extraits de belladone, de digitale, de stramonium, de cannabis indica, de lobelia inflata, de phellandrie.

INDICATIONS. — Ces préparations se prescrivent dans toutes les formes d'asthme, non seulement pendant les accès qu'elles suppriment rapidement, mais aussi dans l'intervalle de ceux-ci. L'emploi longtemps continué du Papier ou des Cigares Barral constitue même un traitement très efficace en vue de prévenir le retour des accès.

Contre les douleurs dentaires, les névralgies de la face, les vapeurs du *Papier* en combustion, ou la fumée des *Cigares*, présentent une efficacité prononcée.

DOSES ET MODES D'EMPLOI. — On fait brûler une *feuille* ou une demi-feuille de *Papier* sur la petite grille argentée contenue dans la boîte, et on laisse la fumée du papier se mêler à l'air. C'est cet air, ainsi saturé de la fumée médicamenteuse, que doit respirer le malade. Il ne doit aspirer directement la fumée qu'en cas de douleurs dentaires ou névralgiques.

Les *Cigares* brûlent tout seuls, on n'a qu'à en aspirer la fumée. En raison de leur action directe, ils sont moins chargés de principe médicamenteux que le Papier.

Poudre et cigarettes Escouflaire.

MODE D'ACTION. — Ces produits agissent directement par inhalations sur la membrane muqueuse des voies respiratoires, facilitent l'expectoration et rétablissent l'équilibre de la respiration.

INDICATIONS. — Les fumigations de principes actifs donnent d'excellents résultats dans le traitement de l'*asthme* et de l'*emphysème*.

DOSES ET MODE D'EMPLOI. — On doit essayer les n°s 1 et 2 qu'il faut se garder de confondre, car ils diffèrent de composition et d'effet; d'un autre côté, les accès d'asthme ayant souvent des causes et des manifestations très différentes, il peut se faire que le numéro employé ne réussisse pas tout d'abord ; il faut, dans ce cas, avoir immédiatement recours à l'autre numéro, et, au besoin, mélanger graduellement le n° 1 au n° 2.

Mêmes produits sous forme de Cigarettes nos 1 et 2 (1).

Le malade fait choix du numéro qui lui procure le plus de soulagement, et demande alors en parfaite connaissance de cause le numéro qui convient le mieux à son tempérament.

Une fois le soulagement obtenu, l'amélioration plus ou moins complète de l'état du malade dépend de sa persistance à suivre le traitement.

Cigares de Joy.

INDICATIONS. — Asthme nerveux, bronchique, cardiaque, néphrétique.

Cigarettes Espic.

INDICATIONS. — Asthme, catarrhes, étouffements.

MODE D'EMPLOI. — Pour opérer une fumigation, on allume la cigarette par l'une de ses extrémités, on fume et on en *aspire* la fumée, qui facilite l'expectoration et favorise les fonctions de la respiration. Quatre à cinq aspirations suffisent par chaque fumigation, qu'on répète selon les cas, trois ou quatre fois par jour, avant ou après les repas.

Cigarettes médicinales Merklen-Audistère.

COMPOSITION. — Peuvent être faites à tous médicaments : belladone, stramonium, menthe, cannabis indica, camphre, goudron, créosote, eucalyptol.

(1) On peut se procurer des échantillons, à titre d'essai, en s'adressant à M. L. Bruneau, pharmacien à Lille (Nord).

Papier Fruneau.

Composition. — Il contient des poudres végétales et des sels minéraux décomposables par la chaleur.

Indications. — Asthme.

Mode d'emploi. — Au moment de l'accès, faire brûler une feuille de papier, placée dans une soucoupe, à proximité du malade.

Poudre d'Abyssinie d'Exibard.

Composition. — C'est le carton anti-asthmatique du Codex; mais pour éviter l'inconvénient qui résulte de ce que le papier, en brûlant, dégage une huile empyreumatique âcre, qui a le grand inconvénient d'irriter les muqueuses du nez et des yeux, on a supprimé la pâte de carton, en laissant subsister les narcotiques, les sédatifs, les balsamiques et les sels qui doivent fournir de l'oxygène à la respiration.

Mode d'emploi. — Verser sur une soucoupe une petite cuillerée de poudre, l'allumer au moyen d'une allumette, aspirer la fumée à quelque distance.

Poudre anti-asthmatique du Dr Cléry.

Composition. — Sucs du pin maritime, fruit de la Kasmyeh d'Égypte et sels minéraux.

Doses et mode d'emploi. — Placer sur une assiette le contenu d'une ou deux doses de poudre, en faire un petit monticule et l'allumer; il suffit d'aspirer la fumée qui se dégage.

Tubes anti-asthmatiques de Levasseur.

Indications. — Asthme, oppression, suffocations.

Doses et mode d'emploi. — On peut employer jusqu'à 20 tubes par jour. Allumer le fumigateur tubulaire par une de ses extrémités et en *aspirer la fumée;* quand la bouche en est remplie, on l'ouvre, en y faisant pénétrer, par une forte aspiration, une grande quantité d'air qui entraîne forcément la vapeur médicamenteuse jusque dans les dernières ramifications bronchiques; enfin on souffle par le nez en fermant la bouche, et la fumée sort alors par les deux narines.

ANTIMOINE.

Granules antimoniaux du Dr Papillaud.

Composition. — Antimoine et arsenic (0mgr,001 par granule).

Indications. — Affections du cœur.

Doses et mode d'emploi. — 2 à 8 granules par jour.

ANTIPYRINE.

Élixir d'antipyrine Laroze à l'écorce d'oranges amères.

Composition. — Les résultats merveilleux obtenus dans ces dernières années par l'emploi de l'antipyrine, ont fait de ce nouveau venu dans la thérapeutique, un des médicaments les plus justement estimés de la matière médicale, malgré les inconvénients qui rendaient surtout au début son administration très difficile.

Ces difficultés, heureusement vaincues aujourd'hui, tenaient en premier lieu à l'amertume très prononcée et très désagréable de l'antipyrine prise en simple solution dans l'eau, et en second lieu à l'action irritante et locale qu'exerce sur la portion de la muqueuse en contact avec elle, l'antipyrine introduite directement et à l'état solide dans l'estomac sous forme de cachets ou de pilules. Les propriétés aromatiques et toniques tout à la fois des écorces d'oranges amères ont été mises encore à profit pour rendre l'absorption de l'antipyrine agréable au goût et inoffensive pour l'estomac. En effet, sous forme d'*Élixir d'antipyrine Laroze à l'écorce d'oranges amères*, l'antipyrine peut être prise sans la moindre répugnance par les malades les plus délicats et ne provoque jamais le moindre trouble du côté de l'appareil digestif.

Indications. — L'Élixir d'antipyrine Laroze répond à toutes les indications de l'antipyrine ; c'est-à-dire, qu'il est prescrit avec succès toutes les fois qu'il s'agit de combattre l'élément *douleur* et notamment dans le traitement du *rhumatisme articulaire aigu* et *subaigu*, les accès de *goutte*, le *lombago*, la *sciatique*, la *névralgie*, la *migraine*, etc.

Doses et mode d'emploi. — Dosé avec soin, l'élixir d'antipyrine Laroze renferme exactement un gramme d'antipyrine pure par cuillerée à bouche, soit 25 centigrammes par cuillerée à café.

Il se prend pur, ou délayé dans un peu d'eau froide, à la dose de une cuillerée à bouche toutes les demi-heures jusqu'à six cuillerées par jour pour les rhumatismes articulaires et à la dose de deux à trois cuillerées à bouche le matin, à une heure d'intervalle, pour la migraine.

ANTIPYRINE.

Antipyrine Reynal. — Solution titrée.

Composition. — Dès son apparition, l'antipyrine a pris une grande place dans l'art médical. Ses applications sont nombreuses, sans en faire toutefois une panacée.

Malheureusement l'antipyrine a un goût très désagréable, et son absorption provoque chez beaucoup de sujets des troubles de l'estomac, des éructations que l'amertume du produit rend fort désagréables; chez d'autres, une éruption de forme urticale qui outre une démangeaison fatigante, a le grand inconvénient de laisser des plaques rouges sur la face.

L. Reynal est parvenu à composer sous le nom de solution titrée d'Antipyrine Reynal, un produit agréable au goût et qui permet d'administrer l'antipyrine sans redouter les complications stomacales ou cutanées.

Indications thérapeutiques. — La solution titrée d'Antipyrine Reynal remplace donc avec avantage l'antipyrine dans les cas où l'on a l'habitude de s'en servir; et c'est surtout, dans l'élément douleur, quelle qu'en soit la cause, que l'on peut dire que son effet est merveilleux.

Dans les migraines, les névralgies, au moment des époques menstruelles, l'Antipyrine Reynal calme les douleurs si insupportables; arrête et prévient les suffocations chez les asthmatiques; et a produit de bons résultats dans le mal de mer.

Doses et mode d'emploi. — L'Antipyrine Reynal est rigoureusement titrée et chimiquement pure, elle est exactement dosée à 50 centigrammes d'antipyrine par cuillerée à bouche.

La solution d'Antipyrine Reynal se prend par cuillerée à bouche de quart d'heure en quart d'heure; un adulte peut en prendre jusqu'à huit cuillerées; pour les enfants, prendre la solution par cuillerée à café, en tenant compte de l'âge.

Antipyrine du Dr Knorr.

Composition. — Chaque capsule contient 25 centigrammes.

Indications. — Migraines, névralgies, rhumatismes.

Doses et mode d'emploi. — *Adultes*, 1 à 2 gr. — Pour les *Enfants*, verser le contenu de la capsule dans un demi-verre d'eau (1).

Antipyrine effervescente Le Perdriel.

Composition. — L'addition d'acide carbonique évite les crampes et les nausées, que produit l'emploi du médicament.

Indications. — Douleurs, migraines, mal de mer.

Migrainine (J. Paquignon).

Composition. — A base de citrate d'antipyrine. Produit découvert par Knorr.

Indications. — Migraines, névralgies.

Doses et mode d'emploi. — 1gr,10, en un cachet, pour une dose.

Solution d'antipyrine de Trouette.

Composition. — Chaque cuillerée à bouche contient 50 centigrammes d'antipyrine.

Indications. — Douleur.

Doses. — Une cuillerée à bouche, toutes les heures, sans dépasser 8 à 10 cuillerées en 24 heures.

Solution et Capsules d'antipyrine du Dr Clin.

Composition. — La Solution contient 1 gramme d'antipyrine par cuillerée à bouche, et 25 centigrammes par cuillerée à café. Les Capsules contiennent chacune 25 centigrammes d'antipyrine.

Doses et mode d'emploi. — De 1 à 3 cuillerées.

(1) Voyez A. Haller, *l'Industrie chimique*, Paris, 1895.

ANTISEPTIQUES.

Thymo-Naphto-Salol, saponiné (ou Thymo-Cruzel).

Composition. — Il contient en solution glycéro-alcoolique :

Thymol	0 gr. 50
Naphtol	0 — 25
Salol	0 — 50

par cuillerée à soupe, le tout combiné de manière à former par son mélange avec l'eau une émulsion parfaite sans aucune préparation.

Mode d'action. — Basé sur la loi des antiseptiques multiples énoncée par M. le professeur Bouchard : « Lorsqu'on associe plusieurs antiseptiques, leur pouvoir actif s'additionne, le mélange est plus antiseptique que chacune des substances qui le composent prise en particulier ; de plus, le pouvoir toxique du mélange ne s'accroît pas proportionnellement à son pouvoir antiseptique. » Le *Thymo-Naphto-Salol* ou *Thymo-Cruzel* constitue donc un antiseptique très puissant, ni toxique, ni fortement caustique, d'une odeur très agréable, d'un emploi facile et d'un maniement sans danger.

Indications thérapeutiques. — Le *Thymo-Cruzel* s'emploie à la dose d'une cuillerée à café à une cuillerée à soupe par litre d'eau dans les opérations de grande et de petite chirurgie :

Accouchements, injections vaginales, pansements des plaies, gargarismes, dentifrices, pulvérisations, lotions, désinfection des chambres de malade, etc., etc.

Il n'attaque pas les instruments et ne tache pas le linge.

Son maniement facile et son pouvoir puissant le recommandent à l'attention des praticiens.

ANTISEPTIQUES.

Savons antiseptiques Vigier.

Savon doux ou pur, Savon hygiénique (*pour le visage, la poitrine, le cou*, etc.).

Savon Panama, Savon Panama et Goudron, Savon Naphtol, Savon Naphtol soufré, Savon Goudron et Naphtol (*pour les soins de la chevelure et de la barbe, les pellicules, la séborrhée, l'alopécie, les maladies cutanées*).

Savon Sublimé, Savon Phéniqué, Savon Boriqué, Savon Créoline, Savon Résorcine, Savon Salicylé, Savon Salol (*pour les accouchements, anthrax, rougeole, scarlatine, variole*, etc.).

Savon à l'Ichtyol, Savon Panama et Ichtyol, Savon Panama et Goudron, Savon Sulfureux, Savon à l'huile de Cade, Savon au Solvéol, Savon au Naphtol soufré, etc. (*pour les maladies cutanées*).

Benzonaphtol Fraudin.

Composition. — Association du sucre au benzoate de naphtol.

Indications. — Antisepsie intestinale.

Doses et mode d'emploi. — 3 à 6 cuillerées à café par jour, avant ou après les repas.

Boro-phénol.

Indications. — Piqûres, brûlures.

Cresyl Jeyes.

Composition. — Antiseptique complexe, formé de créosote, d'huiles lourdes, d'huiles d'anthracine et contenant 51 p. cent d'acide crésylique et 20 p. cent de naphtaline.

Mode d'action. — Désinfectant, antiseptique. Il n'est ni toxique, ni caustique.

Doses et mode d'emploi. — En lotions, à la dose de 5, 10 et 15 p. cent.

Dermatol (Knorr).

Composition. — Gallate basique de bismuth, préparé en mélangeant les deux solutions suivantes :

N° 1.	Sous nitrate de bismuth............	15 gr.
	Acide acétique cristallisé....	30 —
	Eau................	250 —
N° 2.	Acide gallique....................	5 gr.
	Eau........................	250 —

Mode d'action. — Poudre antiseptique et cicatrisante.

Indications. — Plaies, dermatites, intertrigos.

Doses et mode d'emploi. — Usage externe, s'emploie comme l'iodoforme. — Usage interne, 2 gr. par jour.

Iodol.

Composition. — S'obtient en faisant dissoudre le pyrrol et en y ajoutant une solution d'iode dans de l'iodure de potassium.

Mode d'action. — Poudre antiseptique, succédanée de l'iodoforme, sans odeur ni toxicité.

Doses et mode d'emploi. — A l'intérieur, 10 centigrammes par jour. — A l'extérieur, s'emploie comme topique.

Lysol.

Composition. — Liquide brun, de consistance oléagineuse, qui s'obtient en traitant le crésylol impur de houille par la potasse, en présence d'un corps gras ou résineux.

Le crésylol entre pour une proportion de 50 p. 100.

Doses et mode d'emploi. — Solution de 1 à 5 p. 100 en lavages, pulvérisations, inhalations.

Phénol Bobœuf.

Voyez *Phénol Bobœuf*, page 198.

Phénosalyl.

Composition. — Ce produit contient :

Acide phénique..........................	9 grammes.
Acide salicylique......................	1 —
Acide lactique..................	2 —
Menthol..............................	10 centigr.

Odeur aromatique. Non toxique.

Doses et mode d'emploi. — Solution aqueuse à 1/2 ou 1 p. 100, ou gaze phénosalylée pour opérations de toute nature.

Salicol Dusaule.

Composition.—Essence de Wintergreen et acide salicylique dissous dans parties égales de méthylène et d'eau.

Indications. — Variole, rougeole, fièvre typhoïde, pour assainir les appartements et les salles de malades. — Pertes blanches, sueurs locales, plaies.

Doses et mode d'emploi. — Compresses, injections, lotions.

Savon antiseptique au fluorol.

Composition. — A base de fluorure de sodium, au titre de 1 p. 100.

Mode d'action. — Antiseptique.

Indications. — Engelures, érythèmes.

Savons antiseptiques de Van den Broeck.

Composition. — A base de créoline, de glycérine, de goudron de Norwège, aux acides borique, phénique et salicylique, à la vaseline, au coaltar saponiné, au thymol, au salol, à l'ichtyol, au naphtol, au soufre et au sublimé corrosif.

Solutol Heyden.

Composition. — Voici la formule :

Crésylol..................................	60 p. 100
Crésylate de soude........................	40 p. 100

Mode d'emploi. — Microbicide s'employant spécialement pour les grosses désinfections (1 litre pour 200 litres d'eau). Ne peut être employé en chirurgie, à cause de son alcalinité.

Solvéol (Lacroix).

Composition. — Liquide contenant du crésylol, dissous au moyen du créosotate de soude. La solution forte est à 2 p. cent, la solution faible à 1 p. cent.

Mode d'action. — Antiseptique.

Doses et mode d'emploi. — S'emploie dans les opérations chirurgicales en solution à 5 p. mille.

Stérésol du Dr Fd. Berlioz.

Composition. — Le *stérésol* est un vernis aussi antiseptique que le phénol pur, tout en étant dépourvu de toute action irritante ou caustique.

Mode d'action. — Il a la propriété d'adhérer fortement, non seulement sur la peau, mais encore sur les muqueuses.

Indications. — Le *stérésol* a été employé à l'hôpital Trousseau jusqu'à l'apparition du sérum antidiphtérique. Il est encore appliqué comme pansement dans les diphtéries cutanées.

A l'hôpital Saint-Louis, on s'en sert pour combattre diverses dermatoses, notamment dans les opérations lupiques.

A Lourcine, il a donné d'excellents résultats dans les syphilides en général, et celles des organes génitaux en particulier.

Le *stérésol* réussit admirablement bien dans l'*impétigo* et dans les *brûlures*. Dans ces dernières, employé aussitôt après l'accident, ou quelques heures seulement après, il a le grand avantage de supprimer les douleurs.

Le stérésol a donné des résultats très satisfaisants dans la thérapeutique buccale, par exemple dans les cas de : *arthrite alvéolo-dentaire*, *gingivites*, *stomatite mercurielle*, *aphtes*, etc.

Thymol Doré.

Composition. — A base d'essence de thym.

Mode d'action. — Antiseptique.

Indications. — Hygiène du corps et assainissement des appartements.

Doses. — Une cuillerée à bouche par litre.

Vinaigre Chennevière.

Mode d'action. — Antiseptique, hygiénique, cicatrisant, désinfectant.

Vinaigre de Santé (Quesneville).

Composition. — A base d'acide phénique.

Indications. — Désinfection des chambres de malade.

Vinaigre de Pennès.

Composition. — A base d'acides benzoïque et salicylique.

Mode d'action. — Antiseptique, cicatrisant, hygiénique.

Indications. — Prophylaxie des maladies contagieuses et épidémiques, pansement des plaies, désinfection des chambres de malades.

APIOL.

Apiol Joret et Homolle.

Composition. — L'apiol est le principe actif de la graine de persil. Chaque capsule contient 20 centigrammes.

Indications. — Aménorrhée, dysménorrhée, métrorrhagie. Peut être employé sans danger, même en cas de grossesse.

Doses et mode d'emploi. — Matin et soir, 1 à 2 capsules pendant 5 à 6 jours à l'époque présumée des règles, — ou 4 à 8 capsules, contre les fièvres intermittentes.

Apioline Chapoteaut.

Composition. — Chaque capsule renferme 20 centigrammes d'apioline.

Indications. — Rappelle le flux menstruel et régularise la dysménorrhée.

Doses. — 2 à 3 capsules par jour, administrées 2 à 3 jours avant l'apparition des règles.

ARSENIC.

Granules de Fowler du Docteur Legros et Cie.

Composition. — Chaque granule contient un milligramme d'arsénite de potasse et correspond à II gouttes de teinture.

Ces granules, d'une solubilité parfaite, remplacent avantageusement la liqueur de Fowler dont le dosage au moyen du compte-gouttes est difficile et la conservation de peu de durée.

Indications. — Ils ont été expérimentés dans les hôpitaux avec succès, dans les cas d'*anémie*, d'*asthme*, de *chorée*, de *diabète*, d'*affections herpétiques*, de *bronchites chroniques*, de *fièvres intermittentes* enfin dans toutes les maladies justiciables du traitement arsenical.

Mode d'emploi. — Prescrire granules *Fowler-Legros*.

Manganesia (Marchand).

Composition. — Solution permanganique arsenicale.

Indications. — Diabète.

Mode d'emploi. — XX gouttes, dans un demi-verre à bordeaux de vin rouge, au commencement des repas.

ASPERGES.

Sirop de Johnson.

Composition. — Pointes d'asperge, scille, digitale.

Indications. — Affections du cœur, des bronches et des poumons.

BAINS.

Sels de Pennès.

Composition. — Bromure de potassium, chlorure de baryum, chlorure de sodium, phosphate sodique, sulfates d'alumine, de fer, de manganèse, soude bicarbonatée, soude boratée, huiles volatiles, principe actif du *Delphinium*.

Mode d'action. — Stimulants, remplacent les bains alcalins, ferrugineux, sulfureux, surtout les bains de mer.

Indications. — Aménorrhée, anémie, chorée, diabète, douleurs musculaires, dyspepsie, fièvre typhoïde, ictère, rhumatismes, scrofules.

Mode d'emploi. — S'emploient en bains, douches, lotions.

La durée des bains doit être de 30 à 45 minutes ; il faut les prendre le matin et se recoucher après.

Ne verser le sel qu'une fois que l'on est entré dans le bain.

BELLADONE.

Toile sédative (Cadet de Gassicourt).

Composition. — Belladone et résine.
Indications. — Rhumatismes, sciatique, bronchites.

BENZOATE DE LITHINE.

Pastilles Gourdel.

Composition. — A base de benzoate de lithine.
Indications. — Rhume de cerveau, pharyngite, amygdalite.

Pilules de benzoate de lithine (Trehyou).

Composition. — Chaque pilule contient 15 centigrammes de benzoate de lithine.
Indications. — Calculs vésicaux, gravelle.
Doses et mode d'emploi. — 4 à 8 pilules par jour, dans un peu d'eau, au moment des repas.

BENZOATE DE SOUDE.

Solution Pelisse.

Composition. — Benzoate de soude du benjoin. 1 cuillerée à soupe représente 75 centigrammes.
Indications. — Affections de la gorge et des voies respiratoires.

BENZOÏQUE (ACIDE).

Sirop benzoïque de Ch. Serres au bromure d'ammonium.

Composition. — Ce sirop contient de l'acide benzoïque qui, éliminé par les bronches sans avoir subi d'altération, modifie au passage la muqueuse des voies respiratoires qu'il raffermit et tonifie — et du bromure d'ammonium dont l'action sédative est considérable.

INDICATIONS. — Le Sirop benzoïque est le traitement souverain contre la coqueluche : l'acide benzoïque agit sur l'élément catarrhal de la coqueluche et le bromure d'ammonium agit sur l'élément nerveux. Ces deux médicaments se complètent dans le traitement de cette affection.

DOSES ET MODE D'EMPLOI. — Le Sirop benzoïque peut être employé à toutes les périodes de la maladie, et quel que soit l'âge du malade. Se conformer au *mode d'emploi* et au *régime* suivants :

Le Sirop benzoïque doit être donné dans l'intervalle des repas. On peut le mélanger avec de l'eau, s'il y a répugnance à le prendre pur.

Il devra être prescrit aux doses suivantes :

1° Pour les enfants de moins d'un an : 6 cuillerées à café par jour, espacées le plus possible ;

2° Pour les enfants de un à trois ans, la dose quotidienne sera de 4 cuillerées à dessert ;

3° Aux enfants au-dessus de trois ans, on en donnera tous les jours, de 3 à 4 cuillerées à bouche.

Le régime devra être tonique et fortifiant. On devra interdire les sucreries, pâtisseries, fruits, légumes, boissons gommeuses. On nourrira les petits malades avec des viandes saignantes et du bon vin ; on leur donnera en guise de tisane, du vin de Bordeaux coupé avec de l'eau.

BIIODURE DE MERCURE IODURÉ.

Sirop et Dragées de Gibert,
préparés par Boutigny-Duhamel, L. Augendre succ.

COMPOSITION. — Le *Sirop* renferme par cuillerée à bouche :

Iodure de potassium....................	50 cent.
Deuto-iodure de mercure................	1 —

Les *Dragées* (Iodure, 0,25 et Biiodure, 1/2 cent.), correspondent à une demi-cuillerée à bouche de Sirop.

Indications. — D'après M. Charles Mauriac, médecin de l'hôpital du Midi (1), « la méthode stomacale est la plus commode et la plus généralement adoptée. Aucune autre n'est encore parvenue à la supplanter. On lui reproche les troubles que l'ingestion des préparations mercurielles apporte parfois dans le fonctionnement du tube digestif. On a beaucoup exagéré ces inconvénients. Sans doute l'estomac et les intestins tolèrent imparfaitement les premières doses; mais au bout de trois ou quatre jours, ils reviennent à leur état normal.

« *Une excellente préparation hydrargyrique, très fréquemment prescrite et qui occupe une place à part, parce qu'elle répond à plusieurs indications, c'est le Biiodure ioduré ou Sirop de Gibert.*

« Il faut l'administrer : 1° dans les formes ulcéreuses et phagédéniques de l'accident primitif; 2° au début des accidents secondaires, pour combattre les troubles constitutionnels et en particulier la fièvre et la céphalalgie ; 3° dans les éruptions des muqueuses ou de la peau, qui sont érosives et deviennent ulcéreuses; 4° dans toutes les syphilodermies de transition, papulo-croûteuses, papulo-tuberculeuses ; 5° dans toutes les syphilodermies ulcéreuses d'emblée et d'ordre ecthymateux, dans toutes les syphilodermies tuberculeuses et dans toutes les syphilis malignes; 6° dans les affections syphilitiques de l'hypoderme, dans les gommes ou les suffusions gommeuses,

(1) Mauriac, *Discussion sur la Thérapeutique générale de la Syphilis*. Extraits des *Bulletins et Mémoires de la Société médicale des hôpitaux de Paris*, 4e année, 1887, 3e série. Compte rendu officiel.

et dans toutes les viscéropathies syphilitiques. Lorsque les accidents sont sur les limites indécises de la période secondaire et de la période tertiaire, c'est alors surtout que je prescris le Sirop de biiodure ioduré. » (Page 280.)

D'après M. H. Hallopeau, médecin de l'hôpital Saint-Louis : « *Il est une préparation qui paraît agir avec une efficacité remarquable sur les manifestations tardives, c'est le Sirop de biiodure ioduré, tel que l'a formulé Gibert ;* nous l'avons vu produire des effets curatifs contre des manifestations qui avaient résisté au traitement mixte par l'iodure et les frictions. » (Page 307.)

D'après M. Émile Vidal, médecin de l'hôpital Saint-Louis : « Contre les manifestations syphilitiques qui se montrent dans le cours de la deuxième année et contre les syphilides de transition, syphilides circinées, syphilides tuberculo-squameuses, le traitement mixte réussit souvent mieux que les préparations mercurielles employées exclusivement. *Le Sirop de Gibert est très utilement ordonné dans ces cas.* » (Page 318.)

Doses et mode d'emploi. — Pour les enfants de 2 à 5 ans, une demi-cuillerée à café par jour; pour ceux de 6 à 15 ans, une cuillerée à café par jour. Dans tous les cas ordinaires et pour les dames et les hommes délicats, une cuillerée à soupe par jour pendant tout le traitement. Les personnes fortes et robustes peuvent, après 10 jours de traitement, en prendre une deuxième cuillerée le soir. Ces doses ne doivent jamais être dépassées, à moins de l'avis contraire du médecin.

BISMUTH.

Pastilles et Poudres de Paterson au sous-azotate de bismuth et magnésie.

Composition. — Les Poudres de Paterson contiennent : 1° du bismuth absolu, même pur, et dépouillé des matières arsenicales et autres qui l'accompagnent généralement; et 2° de la magnésie décarbonatée, pour éviter la constipation que produirait le bismuth seul.

Les Pastilles de Paterson sont préparées avec la Poudre de Paterson. Elles sont aromatisées à divers aromes : à la *menthe*, à la *fleur d'oranger*, à *l'anis*, au *citron*, au *baume de Tolu*, à la *rose* ou à la *vanille*.

INDICATIONS THÉRAPEUTIQUES. — Les Poudres de Paterson sont utiles contre les *digestions pénibles*, la *constipation*, les *aigreurs*, le *manque d'appétit*, les *pesanteurs d'estomac*, après chaque repas, et aussi contre les *spasmes nerveux* accompagnés de *vomissements* et de douleurs plus ou moins intenses dans la région épigastrique, désignées vulgairement sous la dénomination de *crampes d'estomac*.

Les Pastilles de Paterson jouissent des mêmes propriétés contre les *maladies de l'estomac et des intestins*.

Les Pastilles de Paterson conviendront également à ceux qui, sans être gravement indisposés, voudront *exciter l'appétit*, *faciliter la digestion*, *dissiper la migraine*, *les aigreurs et les éructations*.

DOSES ET MODE D'EMPLOI. — Pour la Poudre, la dose est de 2 à 4 paquets par jour pour les adultes, et d'un demi-paquet matin et soir pour les enfants.

La dose des Pastilles est de 15 à 20 pastilles par jour, et la moitié de ce nombre pour les enfants. Elles se présentent sous une forme qui les rend d'une application facile. Elles sont particulièrement utiles aux personnes que leurs occupations appellent souvent en dehors de leur domicile, car il suffit, pour continuer le traitement sans interruption, de *remplacer chaque dose de poudre par trois ou quatre pastilles qu'on prendra avant et après chaque repas.*

Crème de bismuth Quesneville.

Composition. — A base d'hydrate d'oxyde de bismuth.

Indications. — Diarrhée, dyspepsie, cholérine.

Mode d'emploi. — On délaye 1 ou 2 cuillerées dans un peu d'eau ou de lait, et on avale d'un seul trait.

Injection américaine du Dr Patesson.

Composition. — A base de sulfate de bismuth.

Indications. — Blennorragie.

Doses et mode d'emploi. — Trois injections par jour.

Pastilles russes du Dr de Bonce.

Composition. — Bismuth, cocaïne, magnésie.

Indications. — Dyspepsies, constipation.

Doses et mode d'emploi. — 6 pastilles après chaque repas.

Poudre digestive Royer.

Composition. — A base de sous-carbonate de bismuth, de pepsine et de pancréatine.

Indications. — Affections gastro-intestinales.

Doses et mode d'emploi. — Une cuillerée à café à chaque repas.

BLEU DE MÉTHYLÈNE.

Pilules Doumer.

Composition. — Chaque pilule Doumer contient 0 gr. 05 de bleu de méthylène, *chimiquement pur*, obtenu par un procédé spécial.

Indications. — *Puissant analgésique* à doses même faibles, il fait cesser immédiatement la *douleur*, dans les *névralgies*, particulièrement dans la *névralgie intercostale*, la *sciatique*, les *névrites*, le *tabès dorsal*, le *rhumatisme*.

Excellent antipériodique, il agit, alors même que la quinine a échoué, contre les *manifestations diverses du paludisme chronique*.

Ce médicament est d'une innocuité absolue, à la condition d'être pur et employé aux doses thérapeutiques.

Doses et mode d'emploi. — 4 à 8 pilules Doumer (0 gr. 20 à 0 gr. 40) en une ou plusieurs fois, avant les repas ou dans leur intervalle.

BOLDO.

Boldo-Verne.

Composition. — Le boldo est une plante de la famille des Monimiacées, originaire du Chili. (Bocquillon-Limousin.)

Indications. — Congestion du foie, dyspepsie atonique, fièvres intermittentes.

Doses. — *Gouttes concentrées* : XXX à LX gouttes par jour, à chaque repas, par doses progressives de 4 en 4 jours. — *Élixir* : 4 cuillerées à café par jour aux deux repas, à prendre au dessert.

Granules de boldine (Houdé).

Composition. — Alcaloïde extrait des feuilles de boldo (*Peumus Boldo*), dans la proportion de 25 milligrammes par kilo de feuilles.

Indications. — Coliques hépatiques, hépatite.

Doses et mode d'emploi. — 6 à 8 granules par jour.

Poudre de santé Blot.

Composition. — A base de résinates alcalins et de boldo.

Indications. — Constipation, embarras gastrique.

Doses et mode d'emploi. — Une cuillerée à café délayée dans un peu d'eau.

BORIQUE (ACIDE).

Boricine Meissonnier.

Composition. — La Boricine est une composition à base d'acide borique, essentiellement antiseptique, donnant à froid des solutions neutres parfaites et stables. C'est un sel défini résultant de la combinaison du biborate de soude et de l'acide borique. Ce sel forme des cristaux en rosettes, petits et courts. A la température ordinaire, l'eau en dissout *seize pour cent;* à la température du sang, environ *trente pour cent*, et à l'ébullition, *soixante-dix pour cent*. Ses solutions étant plus concentrées que celles de l'acide borique, elles sont par celà même plus énergiques.

Indications thérapeutiques. — Les solutions de Boricine sont six fois plus antiseptiques que celles de l'acide borique.

En outre de ses propriétés antiseptiques, la Boricine agit aussi grâce à ses caractères physiques. En effet, par suite de sa grande solubilité dans l'eau, elle est très *osmotique*, d'où la faculté de résorber les liquides imbibant le tissu des muqueuses.

La Boricine, n'étant ni toxique, ni caustique, ni irritante, est le meilleur antiseptique des muqueuses. Elle rend de grands services dans tous les cas où il y a inflammation des muqueuses et formation de pus, qu'elle modifie et dont elle empêche le développement dès la première application, soit en poudre, soit en solution concentrée.

La Boricine est un hémostatique puissant. C'est aussi un succédané de l'iodoforme.

Doses et mode d'emploi. — Maladies du nez, en irrigations; maladies des voies urinaires, en injections; maladies de la peau, en lavages : 1 à 2 cuillerées à soupe par litre d'eau.

Maladies des yeux, en lavages; maladies du larynx, en gargarismes; plaies, brûlures, blessures, en compresses et en lavages : 2 à 4 cuillerées à soupe par litre d'eau.

Maladies des oreilles, en lavages et en instillations; gynécologie, en injections : 3 à 5 cuillerées à soupe par litre d'eau.

La cuillerée à soupe contient 25 gr. de boricine.

BROMO-CARBOL.

Bromo-carbol antiseptique et analgésique.

Composition. — Association définie glyco-alcoolique des antiseptiques : *acides thymique, borique, phénique* (ce dernier pour 1/5 dans sa composition), aux analgésiques : *tribromure, analgésine, chloral*, etc.

Indications thérapeutiques. — *Non toxique*, ne renfermant ni cocaïne, ni morphine, ni sublimé, jouissant cependant, de par les lois de Christmas, d'un pouvoir antiseptique se rapprochant de celui de ce dernier corps; complètement soluble dans l'eau, à laquelle il donne une odeur agréable.

Doses et mode d'emploi. — En *gynécologie* et en *obstétrique*, lavages, injections, 20 à 40 gr. par litre d'eau; tampons à la glycérine 1/5 ou 1/10. Dans le *prurit vaginal* et *anal*, les *démangeaisons* qui accompagnent certaines dermatoses, 20 à 40 p. 1000. Dans la *chirurgie générale*, lavages, tampons glycérinés, 1/5 ou 1/10; asepsie des mains et des instruments.

La *Pommade bromo-carbolée* est le complément nécessaire du Bromo-carbol : les bases sont les mêmes; la lanoline et la vaseline sont les excipients (tampons, pansements, etc.).

BROMURES.

Bromures Laroze à base de Sirop Laroze d'écorces d'oranges amères.

COMPOSITION. — Si l'on a pu dire que le bromure de potassium constituait une des plus belles acquisitions qu'ait faites l'art de guérir depuis quarante ans, et si son succès ne s'est jamais démenti, ne le doit-on pas en grande partie aux savantes recherches qui ont permis de découvrir le mode d'administration le plus rationnel du bromure et les procédés rigoureux qui assurent sa complète purification? La chose n'est pas douteuse. En effet l'unanimité des médecins qui s'est prononcée en faveur du Sirop d'écorces d'oranges amères pour servir de véhicule au bromure de potassium n'a pas tardé à donner sa préférence au *Sirop Laroze d'écorces d'oranges amères* dont les propriétés toniques et anti-nerveuses concourent à exalter les propriétés sédatives du bromure et à augmenter son action sur le système nerveux. De plus, grâce à l'arome très agréable du Sirop d'écorces d'oranges amères, la saveur salée et amère du bromure se trouve complètement dissimulée et son absorption est rendue des plus faciles aux malades les plus délicats.

D'ailleurs, dans cette association des deux agents, le bromure de potassium est à l'état chimiquement pur, c'est-à-dire qu'il n'est pas uni à la plus petite parcelle d'iodure ou de chlorure de potassium. Cette condition essentielle se trouve réalisée par un ensemble d'opérations auxquelles est soumis le bromure de potassium avant son incorporation au Sirop Laroze et dont l'observation rigoureuse est une garantie de sa complète purification.

Les mêmes avantages qui ont fait apprécier le *Sirop Laroze au bromure de potassium* se retrouvent dans les autres Sirops *bromurés Laroze*, à base de *bromure de sodium*, de *bromure de strontium*, et de *polybromure*.

Doses et mode d'emploi. — Le dosage de ces divers Sirops est toujours fixe et invariable : ils renferment exactement 1 gramme de bromure par cuillerée à bouche, à l'exception du Sirop polybromuré dont chaque cuillerée à bouche contient 3 grammes de polybromure.

Élixir polybromuré de Baudry.

Composition. — Bromures de potassium, de sodium, d'ammonium et colombo. Chaque cuillerée à bouche contient 3 grammes de bromures.

Indications. — Maladies nerveuses, névralgies, migraines.

Doses et mode d'emploi. — 2 à 4 cuillerées à bouche par jour, à prendre le matin et le soir.

Tribromure de Gigon.

Composition. — Mélange à parties égales des bromures de potassium, de sodium et d'ammonium, additionné de sirop d'écorces d'oranges amères. Chaque cuillerée à bouche contient 1 gramme de tribromure.

Indications. — Épilepsie, hystérie, diabète, névroses.

Doses et mode d'emploi. — Faire dissoudre une prise d'un gramme dans un peu d'eau.

BROMURE DE CAMPHRE.

Capsules et Dragées du Dr Clin.

Composition. — Une *capsule* renferme 20 centigrammes ; une *dragée* 10 centigrammes de bromure de camphre.

Mode d'action. — Antispasmodique et hypnotique.

Mode d'emploi. — 1 à 6 capsules ; 2 à 12 dragées.

BROMURE D'ÉTHYLE.

Bromure d'éthyle Adrian.

Composition. — Mélange d'alcool, de phosphore rouge et de brome.

Indications. — S'emploie pour pratiquer les accouchements sans douleur.

BROMURE DE FER.

Dragées du Dr Hecquet.

Composition. — Dosées à 5 centigrammes.

Indications. — Anémie, névroses.

Doses et mode d'emploi. — 4 à 6 dragées par jour.

BROMURE DE LITHIUM.

Pilules benzoïques Rocher.

Composition. — Bromure de lithium, essence de *Juniperus oxycedrus*, et alcaloïdes du quinquina (quinine, cinchonine, cinchonidine). Chaque pilule du poids de 20 centigrammes contient ces produits dans des proportions égales.

Indications. — Catarrhe vésical, cystite chronique, névralgies.

BROMURE DE POTASSIUM.

Dragées Gélineau.

Composition. — Elles renferment du bromure de potassium, de l'arsenic et de la picrotoxine ; le bromure diminue la sensibilité réflexe du système nerveux et combat la prédisposition congestive du cerveau ; la picrotoxine, alcaloïde de la coque du Levant agit contre l'élément convulsif et spasmodique des névroses ; l'arsenic joue le rôle de réparateur de la cellule nerveuse.

INDICATIONS. — Les Dragées Gélineau donnent des résultats remarquables dans un grand nombre de névroses graves que le bromure seul n'aurait pu obtenir sans risquer les accidents bromiques. En première ligne, citons l'*épilepsie*, principalement l'épilepsie essentielle, sur laquelle on compte de véritables succès ; puis l'*hystérie*, la *chorée*, l'*asthme*.

Mais c'est dans leur application à combattre les *accidents nerveux* de la *menstruation*, accidents si pénibles pour la femme et son entourage, qu'on trouve dans les dragées Gélineau, une médication réellement merveilleuse et efficace.

DOSES ET MODE D'EMPLOI. — Dans la mélancolie et l'hypocondrie, prendre 2 à 4 dragées par jour aux repas.

Dans l'épilepsie, les dragées seront prises toujours au milieu du repas ou à la fin du repas. On débutera par 2 par jour la première semaine, 3 par jour la seconde et la troisième, 4 dragées par jour la quatrième semaine, mais en augmentant moins vite s'il y a malaise de l'estomac et si on a affaire à un tempérament délicat. La plus forte dose sera donnée au repas du soir, quand on prendra un nombre impair de dragées.

Pour les enfants au-dessous de deux ans, une dragée suffit, on la fait dissoudre dans un peu de tilleul ou du vin sucré, et on la donne en 2 ou 3 fois au repas, en agitant le mélange.

De deux à quatre ans, on donne 2 dragées de la même manière et on augmente ensuite suivant l'âge et la force du sujet.

Sirop Gélineau.

Composition. — A base de bromure de potassium arsenical et de chloral.

Indications. — Le Sirop convient dans ces névroses de caractères si variables, si complexes et de sièges si différents qui précèdent, accompagnent et suivent le moment des règles et l'âge du retour, et qu'on a désignées sous la dénomination générale de *vapeurs*, *vertiges*, *chaleur de la figure*, *gastralgie*, *battements nerveux du cœur*, *pesanteurs abdominales*, *insomnie*, *maux de nerfs*, *agacements*, *mélancolie*, *hypocondrie*, en un mot dans tous les troubles bizarres ou pénibles qui assombrissent l'existence des êtres nerveux et leur rendent la vie insupportable.

Doses et mode d'emploi. — Le Sirop se prend à la dose de 2 à 4 cuillerées à bouche par jour dans un peu d'eau sucrée ou mieux dans une tasse de tisane de pomme (trois ou quatre tranches de pomme pour une tasse d'eau).

BROMURE DE POTASSIUM.

Bols anti-diabétiques Guibert.

Composition. — Ils contiennent du bromure, de l'arsenic, c'est-à-dire des médicaments recommandés par M. le docteur Dujardin-Beaumetz dans le diabète ; ils contiennent aussi de la strychnine, que conseille le professeur Jaccoud ; enfin, ils contiennent de la quassine.

Indications. — Dans le *diabète*, l'usage des Bols rendra promptement au malade la force, l'énergie, la vigueur, les facultés physiques et intellectuelles ; la diminution rapide du sucre et de l'urine démontre la réalité de l'amélioration. Au lieu de débiliter comme les eaux alcalines, ils donnent des forces et beaucoup d'appétit, ce qui est l'essentiel.

Doses et mode d'emploi. — A la dose progressive de 3 à 6 bols par jour, pris en deux fois au milieu du repas, jamais dans l'intervalle des repas.

Bromidia de Battle.

Composition. — Spécialité américaine, composée comme suit :

Bromure de potassium	6 grammes.
Chloral	6 —
Extrait de cannabis indica	5 centigr.
— de jusquiame	5 —
Eau distillée	Q. s.

Pour faire 32 grammes.

Indications. — Insomnie.

Doses. — 2 à 4 grammes par jour.

Chloral bromuré Dubois.

Voyez *Chloral*, page 54.

Granules et sirop de Falières.

Composition. — A base de bromure de potassium.

Indications. — Maladies nerveuses.

Sirop de Henry Mure.

Composition. — Préparé avec du bromure de potassium exempt d'iodure et de chlorure. 2 grammes par cuillerée à bouche.

Indications. — Épilepsie, hystérie, vertiges, convulsions, maux de tête.

BROMURE DE STRONTIUM.

Sirop Acard au bromure de strontium.

Composition. — Contient du bromure de strontium,

dissous dans du sirop d'écorces d'oranges. Une cuillerée à bouche contient 2 grammes de bromure.

INDICATIONS. — Dans tous les cas où l'appétit a besoin d'être excité.

CAFÉ.

Moka des Prêcheurs.

MODE D'ACTION. — Purgatif, dépuratif, vermifuge.

DOSES ET MODE D'EMPLOI. — Délayer dans une tasse de café noir, chaud et sucré, dans de l'eau ou de l'eau sucrée.

CAFÉINE.

Dragées toni-cardiaques Lebrun.

COMPOSITION. — Caféine iodoformée et strophantus.

INDICATIONS. — Palpitations, affections mitrales ou aortiques, anévrysmes.

Iodure de caféine Vernade.

COMPOSITION. — La caféine est un alcaloïde extrait du café, du thé, de la kola, du guarana, etc.

INDICATIONS. — Asthme, emphysème, lésions cardiaques, affections rénales.

DOSES. — 2 à 4 cuillerées à café par jour.

Vin tonique de caféine Houdé.

COMPOSITION. — Renferme 10 centigrammes de caféine, par 20 grammes.

INDICATIONS. — Adynamie, diabète, influenza.

DOSES ET MODE D'EMPLOI. — Prescrire 2 à 4 verres à liqueur par jour; répartir les doses sur la matinée.

CAMPHRE.

Pommade camphrée de Raspail.

Composition. — Axonge, 100 grammes ; Poudre de camphre, 30 grammes.

Indications. — Excoriations, plaies, douleurs.

CANTHARIDES.

Papier d'Albespeyres pour l'entretien des vésicatoires à demeure.

Composition. — Ce papier, préparé avec de la cantharide titrée, possède quatre degrés de force désignés par les numéros 1 faible, 1, 2 et 3.

C'est la seule préparation de ce genre employée dans les hôpitaux militaires de l'armée française.

Indications. — Les exutoires constituent, suivant les paroles du professeur Fonssagrives, une des plus précieuses ressources de la thérapeutique, à la condition de ne pas en abuser. Rigal (1) a parfaitement caractérisé les avantages de cette médication, à laquelle il attribue une triple action révulsive, spoliative, excitative. Dans toutes les *affections chroniques*, l'établissement d'un vésicatoire au bras peut avoir ses indications. En pareil cas, le meilleur pansement est celui qu'on fait avec le Papier d'Albespeyres.

On peut appliquer les vésicatoires à demeure sur toutes les régions du corps. Dans certains cas, on les établit sur la région de la peau correspondant exactement à l'organe malade (*phtisie, affections des viscères abdominaux, névralgies*), ou dans le voisinage de cet organe (vésicatoire à la nuque : *maladies du cerveau, aliénation mentale;* vésicatoire sur la

(1) Rigal, article Exutoires du *Nouveau Dictionnaire de Médecine* de Jaccoud.

tempe : *affections des yeux*). Mais en général, même dans les cas particuliers qui viennent d'être indiqués, il convient de choisir, pour l'établissement d'un vésicatoire permanent, les régions les moins incommodes, les moins accessibles à la vue. Aussi devra-t-on presque toujours l'appliquer sur la partie supérieure et externe du bras gauche, ou du bras droit chez les gauchers, au-dessous de l'empreinte deltoïdienne.

D'après les expériences de Liebreich, l'efficacité de cette médication tiendrait à l'action antimicrobienne de la cantharidine, absorbée à doses infinitésimales.

Doses et mode d'emploi. — On fait deux pansements par jour avec une feuille de Papier d'Albespeyres, coupée de la dimension du vésicatoire au bras, qui est généralement celle d'une pièce de cinq francs. La dose, c'est-à-dire la force du papier, doit être subordonnée à la suppuration de la plaie; le n° 2 est le plus employé.

Vésicatoire rose de Beslier.

Composition. — A base de cantharidate de soude.

Indications. — Vésication et révulsion.

Doses et mode d'emploi. — Avant de poser le vésicatoire, laver la région à l'eau chaude. Recouvrir le vésicatoire d'un linge chaud au moment de l'application. L'application est indolore, si on a soin d'enlever le vésicatoire, dès que le malade éprouve la sensation d'un sinapisme, pour le remplacer par un cataplasme, sous lequel l'action se continue sans accident du côté de la vessie.

CARBONATE DE FER.

Pilules de Blaud.

Composition. — A base de protocarbonate de fer.

Indications. — Chlorose.

Doses. — Une à douze pilules avant le repas.

CASCARA SAGRADA.

Cascarine Leprince.

Composition. — La Cascarine Leprince ($C^{12} H^{10} O^{5}$), extraite de la *Cascara sagrada*, représente le véritable principe laxatif de cet agent médicamenteux.

Mode d'action. — Son action, à la dose de 0,05 à 0,20 pour l'adulte, de 0,02 à 0,05 pour l'enfant, est sûre, douce, modérée : évacuante sans coliques, ni superpurgation.

Indications. — L'action toute spéciale de la Cascarine Leprince sur le foie et l'excrétion biliaire rend son emploi très utile contre les affections de cet organe, l'ictère, etc. ; et fort efficace pour combattre la constipation habituelle et celle qui peut résulter de certains traitements thermaux : cas dans lesquels elle paraît être tout indiquée (1).

Doses et mode d'emploi. — Une ou deux pilules le soir au coucher, soit 0,10 de Cascarine; ou au repas, lorsque la constipation est d'origine dyspeptique. Peut être employée dans tous les cas, même pendant la grossesse, l'allaitement et chez les enfants.

CASCARA SAGRADA.

Dragées Demazière (Cascara Sagrada).

Composition. — L'écorce de Cascara Sagrada (*Rhamnus Pursiana*) a été introduite dans la thérapeutique française depuis 20 années. Dosée avec soin, cette préparation est présentée sous forme de pilules dragéifiées.

(1) *Académie de médecine*, 14 juin 1892. — *Académie des sciences*, 1er août 1892.

Indications. — C'est le véritable spécifique de la constipation habituelle.

Doses et mode d'emploi. — La dose ordinaire est de 4 dragées par jour : 2, le matin au réveil; 2, le soir au dîner. Cette dose peut, sans inconvénient, être augmentée ou diminuée suivant l'intensité de la maladie.

Cascara Midy.

Composition. — Pilules à l'extrait hydro-alcoolique de *Cascara sagrada.*

Indications. — Constipation.

Cascara liquide Alexandre.

Composition. — 50 centigrammes par cuillerée à café.

Indications. — Constipation.

Doses et mode d'emploi. — 1 à 2 cuillerées à café, le soir, avec le potage.

CASCARILLE.

Capsules azymes végétales Masclet.

Composition. — A base de cascarille, d'aunée et de gentiane.

Indications. — Dyspepsie.

CASSIA OCCIDENTALIS.

Vin et Poudre de café nègre de Natton.

Composition. — La *Cassia occidentalis* (casse occidentale, café nègre) est une plante de la famille des légumineuses, très commune sur la côte d'Afrique.

La semence est nommée *café nègre*, sans doute pour la particularité qu'elle a d'acquérir par la torréfaction, l'arome et le parfum du café (*coffea arabica*).

Mode d'action. — Fébrifuge, tonique, reconstituant, stimulant et antispasmodique et antidysménorrhéique.

Doses et mode d'emploi. — *Poudre :* une à deux cuillerées à bouche, pour une tasse d'infusion préparée comme le café ordinaire et sucrée à volonté. On peut l'additionner de rhum ou de cognac. Une à quatre tasses par jour, à jeun ou immédiatement après les repas.

Vin : Un verre à madère deux fois par jour, à un moment quelconque de la journée ou immédiatement avant ou après les repas. Suivant les cas, on peut élever la dose *jusqu'à* 6 *verres par jour*.

CASTOREUM.

Globules névrosthéniques de T. Gras.

Composition. — Préparation à base d'éthérolé de castoreum valérianique.

Indications. — Maladies nerveuses, névralgies, migraines.

CATAPLASME.

Cataplasme-ouaté de Ed. Langlebert.

Composition. — Cataplasme à la ouate hydrophile, instantané, antiseptique, imputrescible.

CÉRÉBRINE.

Cérébrine Fournier.

Composition. — Coca et théine, analgésique Pausodun.

On prépare la cérébrine sous différentes formes : cérébrine bromée, iodée, bromo-iodée, quiniée.

INDICATIONS. — *Cérébrines bromée et iodée* dans les cas de neurasthénie, névroses, névralgies.

Cérébrine bromo-iodée, contre les névralgies du trijumeau.

Cérébrine quiniée, contre la grippe, le coryza.

DOSES. — Une cuillerée à soupe, à toutes les périodes de l'accès.

CHARBON VÉGÉTAL.

Charbon naphtolé Fraudin.

COMPOSITION. — Le pouvoir absorbant du charbon de peuplier est complété par l'action antiseptique du naphtol.

MODE D'ACTION. — Désinfectant, antiseptique.

INDICATIONS. — Digestions difficiles, dyspepsies, gastrite, diarrhées putrides.

DOSES ET MODE D'EMPLOI. — Placer le charbon sur la langue au fond de la bouche, et boire aussitôt après quelques gorgées d'eau pure, — 3 à 6 cuillerées à café par jour, avant ou après le repas.

Poudre et Pastilles de Belloc.

COMPOSITION. — Contient du charbon de peuplier.

MODE D'ACTION. — Antiseptique gastro-intestinal.

DOSES ET MODE D'EMPLOI. — 2 à 3 cuillerées à bouche de *poudre*; 4 à 6 *pastilles* par jour, avant ou après les repas.

CHLORAL.

Chloral perlé de Limousin.

COMPOSITION. — Hydrate de chloral en capsules dragéifiées. Chaque dragée contient 25 centigrammes d'hydrate de chloral pur, sans addition d'alcool ou d'éther.

Indications thérapeutiques. — Le chloral a une action hypnotique bien marquée, surtout chez les individus faibles et débilités. Le sommeil qu'il provoque est généralement calme. Cet agent peut être donné à une dose assez élevée, puisqu'il ne détermine aucun accident à la dose de 1 à 5 grammes. (Demarquay.)

On emploie le chloral contre les coliques hépatiques, néphrétiques, utérines, contre les douleurs du cancer, de la goutte, du rhumatisme, la pleurodynie, les crampes douloureuses, les toux spasmodiques et principalement les quintes de coqueluche.

Doses et mode d'emploi. — On doit toujours prendre le *Chloral perlé* avec une petite quantité d'eau pour faciliter l'ingurgitation et la dissolution du médicament.

En moyenne, il ne faut pas moins de 2 grammes, donnés en deux prises à une demi-heure ou une heure de distance, pour provoquer le sommeil. Cependant quelques personnes se contentent de la moitié de cette dose.

CHLORAL.

Chloral bromuré Dubois.

Composition. — La préparation composée par Dubois et connue sous le nom de Chloral bromuré est un liquide sucré, de couleur ambrée, aromatisé aux écorces d'oranges et dans lequel le chloral et le bromure de potassium sont scientifiquement combinés. Grâce à son mode spécial de fabrication, le Chloral bromuré Dubois est beaucoup plus actif que ne le sont de simples mélanges de solutions de chloral et de bromures faits extemporanément, même avec des doses plus élevées de ces produits. Il en résulte qu'il n'irrite pas les muqueuses, et que les malades le prennent sans difficulté. Son goût même n'est pas désagréable.

Vingt grammes de Chloral bromuré Dubois contiennent trente centigrammes de chloral d'une hydratation toujours identique et quarante centigrammes de bromure de potassium chimiquement pur.

Indications. — Insomnies, nervosisme, hystérie, danse de Saint-Guy, convulsions, dysménorrhée, chorée, coqueluche, vertiges, névralgies.

Doses et mode d'emploi. — 1 à 6 cuillerées à café, à dessert ou à soupe, selon l'âge, dans les 24 heures.

CHLORAL.

Sirop anti-convulsif Gélineau.

Composition. — Il contient du chloral, du bromure et de la santonine.

Indications. — État névrosique des enfants qui se réveillent la nuit en sursaut, en proie à des terreurs folles, et qui poussent des cris aigus; qui se cramponnent aux vêtements de leur nourrice et de leur mère, qui sont oppressés et sanglotent.

Doses et mode d'emploi. — Dose de 2 à 4 cuillerées à café par jour, suivant l'âge de l'enfant quand il n'est que nerveux et agité, et de 8 à 10 quand les convulsions ont éclaté, une toutes les demi-heures jusqu'à sédation des accidents. Pour le faire prendre on écartera les mâchoires de l'enfant avec une cuiller d'étain, on les maintiendra éloignées en glissant entre elles un morceau de bois garni de linge et on versera le sirop dans sa bouche en y maintenant la cuiller jusqu'à ce que la déglutition ait eu lieu.

Bromochlodia (Bengué).

Composition. — Mélange de chloral, de bromures et de codéine.

INDICATIONS. — Analgésique, indiqué dans les cas d'asthme, bronchite, chorée, migraine, névralgies.

DOSES ET MODE D'EMPLOI. — Chez l'adulte, 2 à 4 cuillerées à bouche d'heure en heure, dans un peu d'eau.

Chez les enfants, 2 à 4 cuillerées à café, données de la même façon.

Sirop d'alcoolate de chloral de Leconte.

COMPOSITION. — Chaque cuillerée contient 1 gramme d'alcoolate de chloral.

MODE D'ACTION. — Hypnotique.

DOSES. — 1 à 2 cuillerées à bouche.

Sirop de chloral au bromure de strontium d'Acard.

COMPOSITION. — Chaque cuillerée à bouche contient :

Bromure de strontium	2	grammes.
Chloral hydr	1	—
Extrait de Cannabis indica	2	centigr.
Extrait de jusquiame	1	—
Sirop d'écorces d'oranges amères	20	grammes.

INDICATIONS. — Insomnies.

Sirop de Follet.

COMPOSITION. — Contient un gramme d'hydrate de chloral par cuillerée.

MODE D'ACTION. — Hypnotique.

DOSES ET MODE D'EMPLOI. — 3 cuillerées, avec un peu de lait, ou dans une infusion aromatique.

CHLORALOSE.

Chloralose Bain.

COMPOSITION. — Préparé sous forme de *cachets* dosés à 20 centigrammes, de *capsules* dosées à 10 centigrammes, et de *solution granulée effervescente*. Une cuillerée à café contient 10 centigrammes de chloralose.

INDICATIONS. — Insomnie; hypnotique sans danger dans les affections du cœur.

CHLORATE DE POTASSE (SEL DE BERTHOLLET).

Pastilles de Dethan au Sel de Berthollet.

COMPOSITION. — Elles contiennent :

Chlorate de potasse	20 centig.
Baume de Tolu, pour aromatiser	Q. S.
Sucre	

pour une pilule.

INDICATIONS THÉRAPEUTIQUES. — Dans le traitement des *angines ulcéro-membraneuses*, de l'*esquinancie*, des *extinctions de voix*, du *croup*, des *aphtes*, des *inflammations aiguës ou chroniques des amygdales*, du *pharynx* ou du *larynx*, accompagnées d'une sécheresse pénible des parties malades, l'action élective des pastilles sur la *muqueuse de la bouche et de la gorge* ne tarde pas à apporter un véritable soulagement; elles rendent la salivation plus abondante, partant plus facile, et diminuent ainsi la douleur et l'inflammation. Elles seront donc salutaires aux personnes sujettes aux *maux de gorge* sous l'influence des variations de température, aux magistrats, prédicateurs, professeurs, chanteurs, etc., à tous ceux qui, par la parole ou le chant, font subir à leur gosier un travail fatigant, parce qu'elles lui rendent la souplesse et facilitent l'*émission de la voix*. Enfin elles se recommandent aux fumeurs qui veulent éviter l'*irritation produite par le tabac*.

Dans les affections hyposthénisantes (la *diphtérie*, la *gangrène de la bouche*, le *scorbut*), lorsque les gencives deviennent saignantes et l'haleine désagréable, lorsque les dents se déchaussent, s'ébranlent ou se carient, la propriété salivatoire des Pastilles au chlorate de potasse empêche l'adhérence intime des fausses membranes à la muqueuse, en facilite l'arrachement, l'expulsion, et vient puissamment en aide à la médication. *Les ulcérations se détergent, la fétidité de l'haleine disparaît et la guérison est prompte et radicale.*

Dans la *stomatite mercurielle* (*salivation mercurielle, gonflement de la langue, des gencives,* etc., *ulcérations*), le malade aura sous la main, à chaque instant du jour, le seul remède capable de prévenir ou arrêter les effets pernicieux du mercure, sans interrompre le traitement mercuriel, très utile, et sans nuire à son efficacité.

Mode d'administration. — Pour prévenir ou combattre au début les maladies ci-dessus désignées, les pastilles s'administrent à la dose de douze pastilles par jour : quatre le matin, quatre à midi, quatre le soir. On augmente de quatre pastilles par jour, jusqu'à vingt. Pendant la convalescence, on devra en continuer l'usage, en en diminuant le nombre.

Dans le cas où les pastilles seraient d'un contact douloureux à la bouche, les faire dissoudre dans la tisane ou l'eau chaude et sucrée, qu'on prendra en deux ou trois fois par jour.

Tablettes chloro-boratées de Deslauriers.

Composition. — A base de chlorate de potasse, de borate de soude et de cocaïne.

Indications. — Aphtes, angines, laryngite.

CHLORHYDROPEPTINE.

Chlorhdyropeptine Coirre.

Composition. — Acide chlorhydrique, pepsine, fève de Saint Ignace.

Indications. — Dyspepsies.

Doses. — Une cuillerée à café, dans un verre de la boisson habituelle, au milieu des repas.

CHLORHYDRO-PHOSPHATE DE CHAUX.

Solution Coirre.

Composition. — Le chlorhydro-phosphate de chaux est la préparation du phosphate de chaux la plus rationnelle, la seule physiologique, puisqu'à l'état naturel, ce sel ne se dissout qu'à la faveur de l'acide chlorhydrique du suc gastrique. Chaque cuillerée à bouche représente 5 gr. de phosphate de chaux gélatineux.

Indications. — Phtisie, anémie, cachexies, rachitisme, scrofules, inappétence, dyspepsie, état nerveux, assimilation insuffisante, maladies des os.

Mélangée à de l'eau sucrée, à de l'eau et du vin, elle n'a absolument aucun goût, de sorte que les malades ne s'en fatiguent pas.

Prise au moment de manger, comme cela doit être, elle favorise la digestion d'une façon très sensible.

Doses et mode d'emploi. — *Adultes :* 1 cuillerée à bouche; *enfants de 6 à 12 ans :* 2 cuillerées à café; *enfants du premier âge :* 1 cuillerée à café. Administrer le médicament au moment des deux principaux repas, dans de l'eau sucrée ou coupée de vin.

Solutions Pautauberge.

Composition. — Chlorhydrophosphate de chaux et créosote.

Indications. — Tuberculose, rachitisme, scrofule.

Solution Mercier.

Composition. — Chlorhydrophosphate de chaux, 50 centigrammes; gaïacol, 10 centigrammes.

Indications. — Phtisie, bronchite, rachitisme.

Doses et mode d'emploi. — 1 ou 2 cuillerées à soupe à chaque repas.

Solution Henry Mure.

Composition. — Chaque cuillerée contient 1/2 gr. de chlorhydrophosphate de chaux arsénié et un milligramme d'arséniate de soude.

Indications. — Dyspepsie des phtisiques, chlorose.

Doses et mode d'emploi. — Par cuillerée, dans un peu d'eau vineuse ou sucrée, pendant les repas.

CHLOROHYDRARGYRATE DE SODIUM.

Injection Parat pour le traitement de l'urétrite blennorragique aiguë et chronique.

Composition. — Voici ce qu'elle contient :

Chlorohydrargyrate de sodium	1 gr.
Eau distillée	5000 —

Indications thérapeutiques. — La découverte de Neisser et les intéressantes expériences de Bokai, Bockardt, Bumm et Eraud, ont éclairé d'un jour nouveau la spécificité de l'urétrite blennorragique et en ont orienté la thérapeutique.

Le traitement antiseptique a pris la place des astringents et des balsamiques. Le Chlorohydrargyrate de sodium, sel bien défini, antiseptique le plus puissant, constitue le spécifique du gonocoque. Il est préférable au sublimé, parce que, outre sa grande fixité, il ne précipite pas en présence des cellules épithéliales et les produits de sécrétion, ce qui lui permet de pénétrer jusqu'aux dernières limites du foyer contagieux.

L'Injection Parat comble donc une lacune, et devient une arme puissante entre les mains du praticien, comme agent sérieux, d'une composition toujours identique, inaltérable, et par suite d'une action constante.

MODE D'EMPLOI. — Urétrite aiguë. — A l'état subaigu, de deux à trois injections tièdes par jour.

Urétrite chronique. — En injections répétées (lavages). — Toujours nécessaires comme préface et comme suite au traitement chirurgical.

CHLOROL.

Chlorol Marye.

COMPOSITION. — Solution de sublimé, rendue stable et maniable aussi bien dans la préparation mère que dans ses dilutions avec l'eau ordinaire.

INDICATIONS. — Antisepsie chirurgicale.

DOSES ET MODE D'EMPLOI. — 10 grammes, 5 grammes, 2 grammes et demi ou 1 gramme versés dans 1 litre d'eau donnent les solutions de sublimé à 1/1000, 1/2000, 1/4000 et 1/10.000.

CHLORURE D'ÉTHYLE OU KÉLÈNE.

Chlorure d'Éthyle ou Kélène Gilliard, Monnet et Cartier.

COMPOSITION. — Liquide, qui bout à + 10°. Ses propriétés permettent de l'employer sans danger pour produire le froid.

INDICATIONS THÉRAPEUTIQUES. — C'est un moyen très commode d'anesthésie locale pour la pratique de la petite chirurgie (cautérisations, incisions, ponctions, énucléations, extirpations, points de suture, circoncision, ongle incarné, extractions de dents, etc...).

En outre, il est de grande ressource pour calmer immédiatement les douleurs vives dans toutes névralgies périphériques (faciales, intercostales, sciatiques) et pour guérir torticolis, lumbagos, zona, prurit, etc.

Doses et mode d'emploi. — Gilliard, P. Monnet et Cartier, de Lyon, ont eu l'idée ingénieuse de renfermer ce liquide très subtil dans des ampoules de verre de 10 ou 30 grammes de capacité.

Il suffit de la chaleur de la main pour faire jaillir le liquide en un filet très mince qu'on dirige à une distance de 40 centimètres environ sur la partie à traiter.

Anestile Bengué.

Composition. — Mélange de chlorure d'éthyle et de chlorure de méthyle, logé dans des récipients en cuivre nickelé.

Indications. — Anesthésie locale rapide.

Doses et mode d'emploi. — Le liquide sort en un jet très mince, obtenu par la capillarité d'une tige de verre faisant partie du bouchon.

Chloréthyle Bengué.

Composition. — Chlorure d'éthyle renfermé dans des ampoules de 37 à 40 centimètres cubes ; ces ampoules sont terminées par un tube court à lumière capillaire.

Mode d'action. — Agit par la réfrigération.

Indications. — Anesthésie locale. — Calme la douleur dans les gastralgies, coliques, migraines, névralgies ; arrête les saignements de nez.

Mode d'emploi. — Diriger le jet sur la partie à anesthésier, en tenant l'ampoule à 15 ou 20 cent. de la peau. La peau devient rose, rouge, puis blanche parcheminée ; c'est là le signe de l'insensibilité.

CHLORURE DE MÉTHYLE.

Chlorure de Méthyle (Brigonnet et Naville).

Composition. — Mélange de 1 partie d'alcool méthylique, 3 parties d'acide sulfurique et 2 parties de sel marin.

INDICATIONS. — Douleurs de la sciatique, du lumbago (Debove).

MODE D'EMPLOI. — Pulvérisations.

CITROPEPTONATE DE FER.

Liqueur Robin.

COMPOSITION. — A base de fer.

INDICATIONS. — Anémie, chlorose.

DOSES ET MODE D'EMPLOI. — *Adultes* : un verre à liqueur à la fin du repas ; *enfants* : 1 à 2 cuillerées à café.

COALTAR.

Coaltar saponiné de Le Beuf.

COMPOSITION. — Ce produit est une émulsion du coaltar au goudron de houille, obtenue à l'aide de la teinture de *Quillaya saponaria*.

Sa formule a paru si rationnelle qu'elle a été adoptée par la commission du Codex ; mais pour obtenir une émulsion bien faite, il faut une grande habitude et un tour de main spécial.

Le Coaltar saponiné Le Beuf, qui possède des qualités antiseptiques et détersives remarquables, a été officiellement admis dans les hôpitaux de la ville de Paris. Il a l'avantage de n'être ni *caustique* ni *vénéneux*.

DOSES ET MODE D'EMPLOI. — *L'Émulsion-Mère au* 5e (*Coaltar saponiné pur*) est principalement destinée aux pansements des plaies gangreneuses et diphtéritiques, les cancers ulcérés, etc. ; son action est réellement remarquable dans ces cas.

L'Émulsion au 10e (parties égales d'eau et de Coaltar saponiné) suffit pour le pansement de la plupart des plaies : plaies simples, solutions de continuité qui suppurent, pansement des ulcères, des anthrax, pansement des moignons, etc.

L'Émulsion au 25e *ou au* 35e (Coaltar saponiné : 1 partie, eau : 4 à 7 parties) s'emploie avec succès en compresses ou lotions dans certaines affections de la peau (herpès, eczémas, psoriasis, pityriasis, etc.).

L'Émulsion au 30e, *au* 40e *et au* 50e (Coaltar : 1 partie, eau : 5,7 ou 9 parties) est fort efficace : en injections, dans les foyers de suppuration putride, dans les cavités des abcès par congestion, dans les trajets fistuleux, dans les écoulements fétides du nez et des oreilles ; en lavages, dans la gangrène buccale et vulvaire chez les jeunes enfants.

Suivant le Dr Bouchut, médecin de l'hôpital des Enfants-Malades, à Paris, le meilleur topique dans l'*angine couenneuse* consiste dans l'emploi de douches de Coaltar saponiné Le Beuf dans le pharynx :

Coaltar saponiné........................	1 partie.
Eau..	3 à 7 —

Ces douches se font avec un irrigateur ou une seringue, toutes les deux heures, jour et nuit, ou toutes les heures, selon la gravité du mal. « Depuis dix ans, dit le Dr Bouchut, je n'emploie pas d'autres moyens à l'hôpital : l'enfant ouvre la bouche, en s'inclinant, avec une cuvette sous le menton, et le liquide, injecté avec force, sort, sans jamais pénétrer par les voies aériennes. Ce moyen *vaut mieux* que les injections d'*eau phéniquée* que j'ai employées comparativement (1). »

Contre le *pityriasis* du cuir chevelu et plusieurs autres maladies de la peau (herpès, eczémas, etc.), le traitement au Coaltar saponiné est très efficace ; le

(1) Voyez : *Gazette des hôpitaux*, nos du 2 juin 1874 et du 25 janvier 1876.

Dr Bazin, médecin de l'hôpital Saint-Louis à Paris, prescrivait ordinairement, dans ces cas, des lotions ou des compresses de Coaltar étendu de 3, 4 ou 6 parties d'eau tiède ou d'eau de son.

Dans la *leucorrhée* (flueurs blanches), et dans un grand nombre d'autres maladies de femmes, les injections et les lotions avec de l'eau additionnée d'une ou deux cuillerées à bouche de Coaltar saponiné, par 1/2 litre d'eau, sont très utiles (1).

Le Dr Dupuy, médecin de l'hôpital de Saint-Denis (Seine), fait observer que le Coaltar saponiné n'étant pas caustique comme le phénol (acide phénique), on peut sans danger aucun le laisser entre les mains des malades. « Nous estimons, dit-il, qu'il doit former la base, à dose faible, des *injections* dites *hygiéniques* de la femme, car il n'a pas l'odeur infecte de l'acide phénique et en possède les propriétés désinfectantes (2). » Il s'emploie, dans ce cas, à la dose d'une ou deux cuillerées à bouche par litre d'eau.

Pour la *toilette des nourrissons*, le Dr Brochard et le Dr Caradec recommandent un lavage général, fait chaque matin, avec de l'eau additionnée d'une cuillerée à café de Coaltar saponiné, pour raffermir et assainir la peau de ces petits êtres, si prompte à s'irriter et à s'excorier.

Comme *dentifrice*, contre les ulcères des gencives, il jouit d'une efficacité toute spéciale pour purifier l'haleine, détruire les microbes et raffermir les dents déchaussées. Il constitue le dentifrice le plus hygiénique et le plus économique dont on puisse faire usage.

(1) Professeur A. Courty, de Montpellier, *Traité pratique des maladies de l'utérus et de ses annexes.* — Siredey, médecin des hôpitaux de Paris, *Journal de Médecine et de Chirurgie pratiques*, 1874. — Dr Le Blond, *Annales de Gynécologie*, 1875.

(2) *Gazette obstétricale*, n° du 20 septembre 1879, p. 286.

COCA.

Vin antidiabétique Rabot.

COMPOSITION. — Le Vin antidiabétique bromophosphaté est à base de coca, quinquina et kola.

INDICATIONS THÉRAPEUTIQUES. — Le diabète est une maladie consomptive caractérisée généralement : 1° par une augmentation de la sécrétion urinaire ; 2° par une soif exagérée ; 3° par la présence d'une matière sucrée en plus ou moins grande quantité dans les urines.

Le plus souvent ces symptômes caractéristiques sont suivis d'un amaigrissement progressif plus ou moins lent, accompagné d'une faiblesse générale musculaire et d'une sorte d'affaissement nerveux, malgré le maintien d'un appétit normal.

Mais le diabète est essentiellement caractérisé par les résultats de l'analyse des urines qui contiennent du sucre en proportion plus ou moins considérable.

Les causes de la maladie peuvent varier, ne pas être très facilement appréciables, mais les résultats donnés par l'analyse ne varient que d'intensité.

Ils révèlent souvent de tels troubles fonctionnels que leur gravité frappe l'entourage des malades.

Leur étude appartient exclusivement au diagnostic de la maladie ; nous devons faire ressortir la nécessité de lutter contre la marche lente de cette consomption qui est le résultat du diabète, en relevant les forces et en rétablissant les fonctions normales de tout l'organisme.

Le Vin antidiabétique est un tonique reconstituant, sous l'influence duquel les fonctions d'assimilation, entravées dans le diabète, reprennent leur activité normale.

De nombreuses analyses ont permis d'en constater

les excellents effets, quelles que soient les causes de la maladie.

Doses et mode d'emploi. —Un verre à madère avant le déjeuner et le dîner ou au moins avant le principal repas.

COCA.

Vin Delanoë.

Composition. — Coca, quinquina, cacao et vin généreux célèbre.

Mode d'action. — Tonique, fébrifuge, nutritif, réparateur par excellence.

Doses et mode d'emploi. — 2 à 3 verres à madère par jour.

Vin Auguet.

Composition. — Coca, quina, écorces d'oranges amères et vin d'Espagne.

Indications. — Anémie, dyspepsie.

Vin Chevrier.

Composition. — A base de coca.

Mode d'action. —Tonique, stimulant, stomachique.

Indications. — Appauvrissement du sang, convalescence.

Vin Mariani à la coca du Pérou.

Composition. — Préparé avec des feuilles fraîches de coca.

Indications. — Affections des voies respiratoires et digestives; convalescence.

Doses. — Un verre à madère après les repas.

Thé Mariani à la Coca.

Composition. — Extrait liquide et concentré de coca.

Indications. — Diabète, gastralgies, laryngites.

Dose. — 2 à 3 cuillerées à café par jour, pur ou mêlé à l'eau chaude ou froide.

COCAÏNE.

Gargarisme sec du Dr Williams.

Composition. — Ce produit, sous forme de pastilles dures et se dissolvant lentement, est composé de :

Extrait de suc de mûres.......	0 gr. 10
Extrait de roses..............	0 — 10
Chlorhydrate de cocaïne.......	0 — 001
Borate de soude...............	0 — 05
Sucre.........................	Q. S.

C'est donc un bonbon acidulé, astringent, calmant et antiseptique.

Il a sur le gargarisme liquide l'avantage de rester plus longtemps en contact avec les parties malades.

Indications. — Il convient tout particulièrement pour calmer les inflammations de la bouche, de la gorge, des amygdales, etc. ; de plus, ce produit étant très portatif, il peut être employé d'une façon régulière. Il se conserve indéfiniment. Il ne peut avoir aucune action fâcheuse sur l'estomac ou les intestins.

Mode d'emploi et doses. — Le malade doit sucer de ces pastilles très fréquemment, 8 à 10 fois par jour.

COCAÏNE.

Pastilles de cocaïne Bruneau aconito-boratée.

Composition. — Ces Pastilles, aromatisées à la vanille, contiennent chacune :

Chlorhydrate de cocaïne..................	0 gr. 002
Alcoolature de racines d'aconit...........	1 goutte
Biborate de soude.........................	0 gr. 05

Mode d'action. — La cocaïne supprime immédiament les picotements et les chatouillements de la gorge; elle permet de parler sans fatigue. L'aconit, grâce à son action spéciale sur les cordes vocales, éclaircit la voix, augmente son intensité et fait rapidement disparaître les enrouements.

Le borate de soude supprime toute inflammation de la gorge et des amygdales.

INDICATIONS. — L'heureuse association de la cocaïne, de l'aconit et du borate de soude fait de ces Pastilles le meilleur remède à employer contre l'amygdalite, la pharyngite, la laryngite, l'enrouement, et en général dans toutes les affections de la gorge et du larynx.

Ces pastilles n'ont aucune action nuisible sur l'estomac.

DOSES ET MODE D'EMPLOI. — Aromatisées à la vanille, elles sont très agréables au goût; il faut toujours les laisser fondre dans la bouche.

Dans les cas aigus d'enrouement ou de laryngite, prescrire 10 à 12 pastilles par jour.

On peut employer ces pastilles pour améliorer l'état de la gorge, à la dose de 3 ou 4 pastilles.

COCAÏNE.

Antigastralgique Winckler.

COMPOSITION. — 20 grammes renferment :

Cocaïne	0 gr. 01
Narcéine	0 — 01
Pepsine extractive	0 — 10

Véhicule fortement alcoolisé.

INDICATIONS. — Gastralgies, gastrites, dyspepsies, vomissements de la tuberculose et de la grossesse.

DOSES ET MODE D'EMPLOI. — 1 ou 2 cuillerées à bouche, généralement avant les repas ou au début des crises.

Cocaïne Midy.

Composition. — Tablettes contenant :

Chlorhydrate de cocaïne	2 milligr.
Borate de soude	5 centigr.
Chlorate de soude	5 —

Indications. — Affections de la gorge et du larynx.

Élixir Virenque.

Composition. — Contient de la cocaïne, de la pepsine et de la diastase.

Indications. — Dyspepsie, vomissements, convalescence.

Pastilles Acard.

Composition. — Mélange fait dans les proportions suivantes :

Cocaïne.............................	2 milligr.
Chlorate de potasse..................	20 centigr.
Borax................................	20 milligr.

On édulcore avec 1 milligramme de saccharine et de vanilline.

Indications. — Affections de la gorge ou de la muqueuse buccale.

Pastilles Houdé.

Composition. — Chaque pastille contient 3 milligrammes de chlorhydrate de cocaïne.

Mode d'action. — Abolit toute sensation douloureuse et exerce une anesthésie locale.

Indications. — Affections de la bouche, de la gorge et du larynx.

Doses et mode d'emploi. — Laisser fondre dans la bouche 8 à 12 pastilles par jour.

Sirop de dentition Houdé.

COMPOSITION. — A base de cocaïne, titré à 2 p. 100.
INDICATIONS. — Dentition difficile chez les enfants.

CODÉINE.

Sirop et Pâte Berthé.

COMPOSITION. — Ces préparations sont à base de codéine et d'essence de laurier-cerise. Le Sirop contient 15 milligrammes de codéine cristallisée pure, par cuillerée à bouche, et la Pâte un demi-milligramme de codéine par morceau de pâte. En raison de ce dosage modéré, adopté par M. Berthé à la suite d'expérimentations rigoureuses, le Sirop et la Pâte Berthé peuvent être employés par les médecins, avec une entière sécurité, dans la médecine des femmes et des enfants.

INDICATIONS. — Le Sirop et la Pâte Berthé sont employés dans tous les cas où il s'agit de calmer une douleur légère ou des souffrances indéterminées mais persistantes, une excitation nerveuse, etc. Contre l'insomnie dans le jeune âge, le Sirop Berthé possède une efficacité absolue; il n'est pas moins actif dans la plupart des cas d'insomnie, surtout fréquents chez les femmes, dus à une surexcitation du système nerveux, à l'anémie, etc.

Contre les rhumes, les bronchites et la toux, les préparations de Berthé sont aussi chaque jour de plus en plus employées, car non seulement elles calment les phénomènes inflammatoires, mais elles font disparaître très rapidement ces sensations de chatouillement si désagréables qui provoquent les quintes de toux, et elles procurent en outre un sommeil paisible.

Enfin, suivant la pratique d'Aran, le Sirop Berthé

est un calmant précieux dans toutes les affections douloureuses de l'estomac et de l'utérus.

Doses et mode d'emploi. — Le Sirop Berthé s'administre de la manière suivante : 1° Enfants au-dessous de trois ans, plusieurs cuillerées à café par jour d'une potion préparée dans la famille avec une cuillerée à café de Sirop Berthé et deux cuillerées à bouche d'eau ; 2° enfants de trois à sept ans, une à trois cuillerées à café de Sirop Berthé; 3° de sept à quatorze ans, une à cinq cuillerées à café de Sirop ; 4° au-dessus de quatorze ans, trois à douze cuillerées à café ou une à quatre cuillerées à dessert ou encore une à trois cuillerées à bouche de Sirop Berthé.

Pour la Pâte Berthé, on en prescrit autant de morceaux par jour que l'enfant a d'années; la dose habituelle pour les adultes varie de 8 à 16 ou 20 morceaux par jour.

Codéine Knoll.

Indications. — Narcotique, recommandé contre la toux des phtisiques, et dans la morphinomanie.

Sirop et pâte Clin.

Composition. — Contient de la codéine cristallisée (0gr,025 par 30 grammes).

Indications. — Toux, bronchite, grippe, insomnie nerveuse.

Doses. — *Sirop :* De une cuillerée à café à deux cuillerées à bouche.

Sirop Zed.

Composition. — Codéine et baume de Tolu.

Indications. — Toux nerveuse des phtisiques, rhumes

COLCHIQUE.

Vin anti-goutteux d'Anduran.

Composition. — A base de colchique.

Indications. — Dans la *goutte*, le Vin d'Anduran agit comme purgatif, sudorifique et diurétique; il modifie considérablement l'urine des goutteux, en entraînant une grande quantité d'acide urique.

Doses et mode d'emploi. — Aussitôt que les premiers symptômes de goutte ou de rhumatisme articulaire se manifestent, le malade prendra pendant trois jours consécutifs une cuillerée à café de Vin anti-goutteux, dans une tasse d'infusion aromatique, telle que thé, tilleul ou menthe, au gré du malade; *on ne doit prendre ce médicament qu'à jeun ou trois heures après avoir mangé.*

Si, *après 3 jours de traitement*, le malade ne va pas 3 ou 4 fois à la selle par jour, *il augmente la dose* d'une seconde cuillerée à café, qu'il prend au milieu de la journée.

Lorsqu'après avoir, *pendant* 3 *jours*, pris cette dose de 2 *cuillerées par jour*, le malade n'obtient pas l'effet attendu, c'est-à-dire 3 à 4 selles par jour, *il augmentera encore* d'une cuillerée à café, de manière à en prendre 3 cuillerées à café, une le matin, une l'après-midi et l'autre le soir, mais sans *dépasser cette dose*, après quoi il se repose pendant 3 jours pleins pour recommencer comme précédemment.

Si avec 1 ou 2 cuillerées par jour le malade obtenait l'effet laxatif désiré, il se reposerait 2 jours avant de recommencer, et il continuerait ensuite le vin d'Anduran jusqu'à ce que les douleurs aient disparu.

Souvent cet effet purgatif ne se produit pas; mais les douleurs ne s'en dissipent pas moins avec rapidité ce qui est le but désiré.

COLCHIQUE.

Pilules Lartigue antigoutteuses.

Composition. — Ces pilules constituent le médicament spécial le plus ancien de tous ceux qu'on emploie aujourd'hui contre la goutte.

Elles sont préparées avec de l'extrait de colchique *titré*, débarrassé, par un procédé spécial, des principes irritants du colchique. Chaque pilule contient 0,05 d'extrait de colchique titré et de petites doses d'extrait de digitale et de sulfate de quinine. Ces pilules sont dorées.

Indications. — On les prescrit aussi bien contre la goutte aiguë et chronique que contre toutes les formes larvées de cette affection.

Doses et mode d'emploi. — Pour guérir un accès, il faut faire prendre 2 à 6 pilules en deux fois, en un jour, avant les repas.

Pour prévenir le retour des accès, on prescrit une pilule par semaine pendant une année, et on y fait joindre l'emploi de la Poudre Lartigue à base de lithine.

Granules de colchicine Houdé.

Composition. — Chaque granule contient 1 milligramme de colchicine cristallisée.

Indications. — Goutte.

Doses et mode d'emploi. — 1° Cas préventif : 3 granules à une heure d'intervalle le premier jour ; 2, le deuxième jour ; 1, le troisième.

2° Goutte déclarée : 4 granules à un quart d'heure d'intervalle le premier jour ; 3, le deuxième ; 2, le troisième ; 1, le quatrième. — Attendre 6 à 8 jours.

Teinture de Cocheux.

Composition. — A base de colchicine.

Indications. — Goutte, rhumatisme, gravelle, diathèse urique.

Doses et mode d'emploi. — Une cuillerée à café dans un peu d'eau sucrée.

COLOMBO.

Élixir toni-radical de Blottière.

Composition. — Préparé avec du vin de Madère et du Colombo, racine d'une plante sarmenteuse, le *Menispermum palmatum* ou *Cocculus palmatus*, qui croît aux environs de la ville de Colombo (île de Ceylan).

Mode d'action. — Reconstituant et antiseptique ; son action toni-sédative s'adresse au plexus solaire par l'absorption digestive.

Indications. — Il peut être prescrit contre l'influenza, les atonies gastro-intestinales ; il est utile aux convalescents.

CONDURANGO.

Extrait fluide de Wuhrlin.

Composition. — A base de condurango, racine d'une Asclépiadée (*Gonolobus Condurango*) de l'Amérique du Sud.

Mode d'action. — Tonique et stimulant.

Doses et mode d'emploi. — X à XX gouttes dans un demi-verre d'eau, une heure avant le repas.

CONVALLARIA MAÏALIS.

Sirop et pilules Langlebert.

Composition. — La *Convallaria maïalis* est une plante de la famille des Liliacées, qui croît en Europe.

Indications. — Maladies du cœur, palpitations, rétrécissement mitral, dilatations du cœur.

Doses et mode d'emploi. — *Sirop*, 2 à 3 cuillerées par jour. — *Pilules*, 6 pilules par jour. — Une élimination rapide permet d'en continuer l'usage sans crainte d'intoxication.

CONVOLVULUS.

Liseronine du Dr Davysonn.

Composition. — Ce produit est composé du principe actif d'un liseron, le *Convolvulus Panduratus*, et de citrolactate de lithine et de soude :

Extrait de convolvulus Panduratus......	0 gr. 20
Citrolactate de soude et de lithine.......	0 — 10
Véhicule....................	1 cuillerée à soupe

Mode d'action. — C'est un puissant diurétique et un léger drastique dissolvant et expulsant les urates insolubles ; il agit, en outre, d'une façon très remarquable sur les reins et sur tout le torrent circulatoire.

Indications. — C'est le remède par excellence de la goutte, de la gravelle et des rhumatismes goutteux. Ce produit n'a aucune action fâcheuse sur l'estomac et les autres organes ; il est parfaitement supporté, même par les personnes les plus délicates.

Doses et mode d'emploi. — Dans l'accès aigu de goutte, prendre trois cuillerées à bouche le matin, à jeun, dans une tasse d'infusion de feuilles de frêne ou de tilleul ; le lendemain, prendre encore deux cuillerées de la même façon. L'accès aigu étant calmé, prendre une ou deux fois par semaine une cuillerée de Liseronine le matin à jeun, toujours dans une tisane de feuilles de frêne ou de tilleul.

COPAHU.

Capsules Raquin.

Composition. — Les Capsules Raquin sont des pilules recouvertes d'une enveloppe de gluten. Cette invention a valu à M. Raquin un rapport approbatif, très élogieux, de l'Académie de médecine. Les principaux avantages de la Capsule glutineuse de Raquin résident dans les deux faits suivants : 1° l'enveloppe de gluten masque complètement la saveur et l'odeur des médicaments; 2° en raison de son insolubilité dans le suc gastrique, l'enveloppe de gluten reste intacte dans l'estomac et prévient ainsi le contact des médicaments avec la muqueuse stomacale.

Ces avantages ont été constatés de la façon la plus précise dans le rapport de l'Académie.

Le Dr Fumouze-Albespeyres (1) a démontré par des expériences physiologiques le processus de la digestion des Capsules Raquin; il a fait voir, par des expériences *in vitro*, que la capsule ne se dissolvait que dans l'intestin grêle à la faveur des sucs alcalins de cette portion du tube digestif.

Indications. — Les indications de l'emploi des Capsules Raquin ne sont autres que celles des médicaments présentés sous cette forme. On peut dire d'une manière générale qu'il y a un avantage considérable pour les malades à leur administrer, sous forme de Capsules Raquin, tous les médicaments comportant ce mode d'enrobage, car c'est le seul moyen d'éviter les phénomènes d'irritation de l'estomac, inévitables à la suite de l'administration des médicaments sous forme de pilules ou sous forme de capsules à enveloppe soluble dans l'estomac.

(1) Fumouze, *De l'enrobage des substances médicamenteuses par le gluten.*

Doses et mode d'emploi. — Les principales Capsules Raquin sont préparées aux médicaments suivants : copahivate de soude, copahu, copahu-sous-nitrate de bismuth, copahu-extrait de cubèbe, copahu-cubèbe-ratanhia, copahu-cubèbe-ratanhia-fer, copahu-fer, copahu-goudron, copahu-extrait de matico, copahu-essence de santal, cubèbe, goudron, ichthyol, rétinol, salol, salol copahivaté, salol-santal, essence de santal, térébenthine au citron, bichlorure d'hydrargyre (0,01), protoiodure d'hydrargyre (0,05).

Les Capsules Raquin hydrargyriques s'administrent à la dose de 1 à 3 par jour; les autres, à la dose de 3 à 15 par jour, autant que possible au moment des repas.

Capsules Mathey-Caylus.

Composition. — Enveloppe de gluten renfermant du copahu et de l'essence de santal; ou du copahu, du cubèbe et de l'essence de santal; ou enfin du copahu, du fer et de l'essence de santal.

Indications. — Blennorragie, leucorrhée, urétrite.

Capsules Vée.

Composition. — Chaque capsule contient 3 à 5 décigrammes de baume de copahu.

Indications. — Blennorragie.

Doses. — 4 à 20 grammes par jour, qu'il faut fractionner en 6 à 8 prises, à intervalles égaux.

Injection Brou.

Composition. — Préparée suivant la formule de l'hôpital du Midi.

Indications. — Blennorragie, leucorrhée, pertes blanches.

Doses et mode d'emploi. — Employer l'injection de

Brou dès que l'écoulement commence; les premières injections ne doivent représenter qu'une demi-seringue.

CRÉOSOTE DE HÊTRE.

Pilules Hanotel à la créosote et au baume de Tolu.

Composition. — Elles contiennent exactement:

Créosote pure de hêtre	5	centig.
Baume de Tolu	5	—
Poudre de réglisse	10	—

Leur masse est homogène et l'absorption de la créosote a lieu lentement, pendant le trajet de la pilule dans l'intestin.

Indications. — La créosote est certainement le médicament le plus actif contre les affections chroniques des organes respiratoires. L'irritation qu'elle provoque sur les voies digestives est le grave inconvénient de son emploi. Cette action caustique est réduite au minimum si l'on fait usage des *Pilules Hanotel*.

Doses et mode d'emploi. — Dans les bronchites chroniques, 4 à 6 par jour, de préférence 2 à chacun des repas. Elles sont d'une conservation parfaite et leur administration facile permet, suivant la gravité des cas, de varier les doses sans inconvénient pour le malade.

CRÉOSOTE DE HÊTRE.

Émulsion Marchais à la créosote de hêtre, tolu, glycérine et phosphate de chaux.

Composition. — Chaque cuillerée à café contient :

Créosote de hêtre	0 gr. 10
Baume de Tolu	0 — 20
Phosphate de chaux	0 — 20
Glycérine hydratée	5 —

Indications thérapeutiques. — L'Émulsion Marchais est le traitement le plus rationnel de la phtisie, des bronchites et pneumonies chroniques, des toux et crachements rebelles, des catarrhes, de l'asthme humide, des bronchorrées ; ce traitement est tout à la fois balsamique, créosoté, alcoolique et phosphaté, tout en ayant l'avantage d'être complètement inoffensif, car l'Émulsion Marchais est la seule préparation renfermant la créosote préparée suivant les règles établies par le professeur Bouchardat, et permettant d'administrer sans danger la créosote (1).

Son action est généralement rapide; après 8 à 15 jours, diminution de la toux et de l'expectoration, retour de l'appétit, diminution puis cessation de la fièvre, relèvement des forces et retour de l'embonpoint. Toutefois le traitement doit être continué *longtemps* pour arriver à des résultats durables, et il sera recommencé chaque fois que la toux reviendra. Il sera bon encore de reprendre le traitement au commencement des premiers froids.

L'Émulsion Marchais est rigoureusement dosée, d'une absorption facile, même pour les personnes les plus délicates qui n'ont jamais pu supporter les huiles, capsules ou vins créosotés, et complètement inoffensive sur les muqueuses des bronches ou de l'estomac. L'Émulsion Marchais se recommande donc d'une manière toute particulière chaque fois qu'il faut employer un traitement créosoté, balsamique, alcoolique et reconstituant.

DOSES ET MODE D'EMPLOI. — *Adultes :* De 3 à 6 cuillerées à café par jour et plus, suivant l'avis du médecin. — *Enfants :* 1 à 3 cuillerées.

Bien délayer chaque cuillerée dans une tasse de lait, café, tisane, bouillon tièdes *et bien* sucrés.

En lavements : 1 à 2 cuillerées à soupe dans un 1/2 litre d'eau tiède, — 2 ou 3 fois par jour.

(1) Bouchardat, *Annuaire*, 1888. « N'administrer la créosote qu'à l'état de solution parfaite et de dilution très étendue. »

En inhalations : 2 cuillerées additionnées d'eau chaude, dans un inhalateur.

CRÉOSOTE DE HÊTRE.

Capsules Cognet à l'eucalyptol absolu iodoformo-créosoté.

Composition. — La créosote de hêtre contenue dans les *Capsules Cognet* est purifiée par un procédé spécial, elle contient 25 p. 100 de gaïacol — elle n'est pas caustique.

Indications thérapeutiques. — Supérieure au gaïacol, elle est aussi plus active que les gaïacols artificiels. Sa tolérance par l'estomac est parfaite.

Doses et mode d'emploi. — 4 à 6 *capsules Cognet* par jour, à prendre avant les repas.

CRÉOSOTE DE HÊTRE.

Bulles créosotées à l'hélénine Manya.

Composition. — Chaque bulle contient :

Créosote pure de goudron de hêtre..........	0 gr. 15
Phosphate de chaux précipité..............	0 — 075
Hélénine..................................	0 — 01

Mode d'action. — Ces bulles sont digérées *dans l'intestin*, et ainsi ne fatiguent point l'estomac qu'elles traversent sans se dissoudre.

La *Créosote pure* de hêtre est un antiseptique puissant, entravant les végétations du bacille de Koch.

Indications. — Les *Bulles créosotées* sont recommandées dans les affections des voies respiratoires : *grippe*, *influenza*, *bronchite*, *phtisie*. Dans la *scrofule* et le *diabète*, les bulles créosotées donnent de bons résultats. L'efficacité de ce médicament est encore augmentée par les propriétés toniques et antituberculeuses de l'*hélénine*.

Doses et mode d'emploi. — Grâce à son dosage rigoureux, à son absence de saveur, à son assimilation certaine, à sa tolérance complète, ce médicament peut être administré facilement à *haute dose, soit 1 à 2 gr. de créosote par jour.*

Prendre 4 à 8 bulles par jour, au milieu des repas.

CRÉOSOTE DE HÊTRE.

Gouttes Livoniennes de Trouette-Perret.

Composition. — Chaque capsule contient :

Goudron de Norvège....................	75 mil.
Créosote de hêtre......................	5 cent.
Baume de Tolu.........................	75 mil.

La créosote, bien émulsionnée dans le goudron au moyen du baume de Tolu, est supportée facilement, sans jamais fatiguer l'estomac.

Indications. — Toux, rhume, bronchite, tubercules, affections des voies respiratoires.

Doses. — De 2 à 4 gouttes avant le repas.

Bulles créosotées de Cornu.

Composition. — 15 centigrammes de créosote assimilable, ne provoquant pas d'irritation du tube digestif.

Indications. — Toux.

Capsules Ramel.

Composition. — Créosote et eucalyptol.

Indications. — Laryngite et bronchite chronique.

Doses et mode d'emploi. — 5 à 10 capsules dans les 24 heures.

Capsules de Berthé créosotées.

Composition. — 2 centigrammes et demi de créosote par capsule.

Doses et mode d'emploi. — 10 capsules par jour.

Capsules Dartois.

Composition. — Chaque capsule contient 5 centigrammes de créosote de hêtre, dissoute dans 20 centigrammes d'huile de foie de morue.

Indications. — Bronchites, catarrhes, phtisies, tuberculoses.

Doses et mode d'emploi. — 3 ou 4 capsules à chaque repas, ou matin et soir, avec une petite tasse de lait ou de tisane.

Capsules Villar.

Composition. — Contiennent de la créosote et du sulfaminol, qui est une combinaison définie de soufre et d'acide phénique (thiooxydiphénylamine).

Indications. — Bronchite, catarrhe, laryngite.

Carbonate de créosote « Heyden » ou Créosotal.

Composition. — Sel résultant de la combinaison de l'acide carbonique et de la créosote, à la dose de 92 p. 100 de créosote et de 8 p. 100 d'acide carbonique.

Mode d'action. — Traverse l'estomac sans se décomposer, se dédouble dans l'intestin, sous l'influence des acides gras, en acide carbonique, créosote et eau.

Indications. — Tuberculose, bronchites, affections de poitrine.

Doses et mode d'emploi. — De 3 à 6 capsules de 25 centigrammes par jour, au moment des repas.

Créosal.

Composition. — Préparé avec une créosote de composition constante, neutre, soluble dans la soude étendue. Il contient en outre du tannin. On le trouve en poudre et en solution.

INDICATIONS. — Bronchites et tuberculose.

DOSES ET MODE D'EMPLOI. — En *poudre*, on l'administre sous forme de cachets contenant un gramme de médicament par cuillerée à soupe.

En *solution*, on l'administre dissous dans l'eau ou le sirop d'écorces d'oranges amères.

Prescrire 3 cuillerées à soupe de solution ou de poudre au quinzième, ce qui représente 3 grammes de créosal.

Aux *enfants*, donner une cuillerée à café par année d'âge.

Créosote Alpha.

COMPOSITION. — Préparée en mélangeant les éléments normaux des créosotes de bois : elle est titrée à 25 p. 100.

MODE D'EMPLOI. — En solution huileuse, pour injections sous-cutanées.

Créosote Néris.

DOSES ET MODE D'EMPLOI. — En granules, se prenant au moment des repas ; une cuillerée à café de granules dans une demi-tasse d'eau sucrée ou de lait.

Huile de Berthé créosotée.

COMPOSITION. — Huile de foie de morue additionnée de 5 centigrammes de créosote de hêtre par grande cuillerée.

DOSES. — 2 à 4 grandes cuillerées par jour.

Perles de créosote Clertan.

COMPOSITION. — Créosote *alpha* synthétique titrée,

préparée en mélangeant en proportions invariables les éléments normaux et absolument purs des créosotes de bois. Chaque perle contient 5 centigrammes de créosote.

Doses. — Donner 2 à 4 perles par jour.

Vin Castinel.

Composition. — A base de glycérine, avec addition de créosote triphosphatée et de baume de Tolu.

Indications. — Affections chroniques de la poitrine.

Vin Vauthier-Marcq.

Composition. — Chaque verre à liqueur représente 2 grammes de créosote.

Indications. — Tuberculose, phtisie.

Doses et mode d'emploi. — *Adultes :* un verre à liqueur; *enfants :* une cuillerée à café, 3 fois par jour, avant les repas.

CRESSON.

Rob Lechaux.

Composition. — Préparé avec les sucs concentrés et iodurés de cresson et de salsepareille rouge, avec l'écorce d'oranges, l'iode et le quinquina.

Mode d'action. — Purificateur du sang.

Indications. — Lymphatisme.

Sirop de cresson iodophosphaté de H. Mayaud.

Composition. — Une cuillerée à bouche contient :

Iode	3 centigr.
Phosphate de chaux	25 —

Indications. — Lymphatisme, anémie, aménorrhée.

Doses et mode d'emploi. — *Enfants :* une cuillerée à café; *adultes :* une cuillerée à bouche, matin et soir.

Suc de cresson concentré Maître.

Composition. — D'après A. Chatin, le cresson contient de l'iode, du fer, du soufre, et un principe amer et phosphaté.

Indications. — Chlorose, scrofule, rachitisme, goitre, maladies de poitrine.

Doses et mode d'emploi. — 2 cuillerées à soupe par jour chez les enfants et 4 cuillerées chez les adultes, dans un peu d'eau, soit au lever, soit au moment des repas.

CUBÈBE.

Capsules E. Delpech.

Composition. — A l'extrait hydro-alcoolique éthéré de cubèbe.

Indications. — Blennorragie, catarrhe vésical.

CUBÉBINE.

Dragées de cubébine et de copahu (Labelonye).

Composition. — La formule est la suivante :

Copahu	500	grammes.
Cubébine	500	—

On agite pendant quatre heures avec 6 jaunes d'œufs ; on ajoute Q. S. de poudre de réglisse, jusqu'à consistance convenable. On en fait des bols ovoïdes, que l'on sèche à l'étuve et que l'on met ensuite en dragées.

Indications. — Blennorragie.

Dragées de cubébine de Labelonye.

Composition. — Elles contiennent :

Cubébine	250 grammes.
Poudre de réglisse	Q. S.
Mucilage adragant	Q. S.

On en fait des pilules ovoïdes contenant chacune 5 décigrammes de cubébine et on les met en dragées.

Indications. — Blennorragie.

CYANURE D'OR.

Granules Acard au cyanure d'or.

Composition. — Chaque granule contient 2 milligrammes de cyanure d'or.

Indications. — Scrofule, phtisie, aménorrhée.

Doses et mode d'emploi. — De 2 à 8 granules par jour.

DATURA.

Poudre Bouillot.

Composition. — Datura purifié et nitré.

Indications. — Asthme.

Mode d'emploi. — En inhalations.

DENTIFRICES.

Sirop Delabarre.

Composition. — Ce sirop a été préconisé par le Dr Delabarre, médecin dentiste des hôpitaux de Paris.

Il est préparé avec de l'extrait titré de safran et du suc de tamarin, et il n'entre par conséquent dans sa composition ni bromures, ni opium, ni cocaïne.

Indications. — Le Sirop Delabarre s'emploie en frictions sur les gencives, toutes les fois que l'enfant est sur le point de percer des dents et éprouve ce chatouillement particulier, *le prurit de la dentition*, décrit par le Dr Delabarre (1), prurit qui est la cause de tous les accidents de dentition.

Sous l'influence de ce sirop, les enfants éprouvent un bien-être remarquable, ils sont calmés rapidement, tous les accidents sympathiques de la dentition disparaissent, et l'éruption des dents se fait sans souffrances.

Doses et mode d'emploi. — Après avoir débouché le flacon, on verse I goutte de sirop sur un doigt, et avec ce doigt humecté de sirop, on exerce une douce friction sur les parties des gencives où se prépare l'éruption des nouvelles dents. Ces frictions doivent être répétées aussi souvent que cela est nécessaire.

DENTIFRICES.

Élixir dentifrice de Girard.

Composition. — Contient les sucs de plantes toniques et aromatiques, du fluo-silicate de soude et du salol. Il est d'un goût très agréable.

Mode d'action et indications. — Il donne à la bouche une fraîcheur de longue durée, désinfecte la cavité buccale, évite dans les endroits inaccessibles à la brosse, la fermentation des aliments, qui est l'origine de l'altération des dents et de la fétidité de l'haleine.

Pâte et poudre dentifrices de Girard.

Composition. — Elles sont formées par l'association de divers agents antiseptiques, qui ne leur ôte aucune de leurs qualités agréables, elles ne contiennent aucune substance pouvant altérer l'émail des dents.

(1) Dr Delabarre, *Des accidents de dentition*, 1851.

Indications. — Elles blanchissent les dents, arrêtent les fermentations, préviennent la carie dentaire, et empêchent la formation du tartre. La Pâte dentifrice est employée lorsque la Poudre présente quelque inconvénient au point de vue des muqueuses et de la gorge.

Eau de Botot.

Composition. — Eau balsamique et spiritueuse, contenant :

Anis	30 gr.
Girofle	8 —
Cannelle	8 —
Essence de menthe	1 — 2
Eau-de-vie	875 —

On laisse macérer 8 jours, on filtre et on ajoute :

Teinture d'ambre	4 gr.

Indications. — Hygiène de la bouche.

Doses et mode d'emploi. — Quelques gouttes dans l'eau, pour laver la bouche.

Eau de Suez.

Indications. — Soins de la bouche. Il y a trois sortes d'eau de Suez : *fil jaune*, contre la rage de dents ; *fil vert*, contre la carie ; *fil rouge*, eau dentifrice.

Doses et mode d'emploi. — VIII à X gouttes dans un demi-verre d'eau tiède.

Élixir John Evans.

Mode d'action. — Antiscorbutique et antiseptique.

Indications. — Hygiène de la bouche.

Doses et mode d'emploi. — Quelques gouttes dans un quart de verre d'eau.

Élixir des RR. PP. bénédictins de Soulac.

COMPOSITION. — Alcoolat à base de cannelle, girofle, anis, menthe, etc.

INDICATIONS. — Il raffermit les dents et prévient toute surexcitation nerveuse ; il est utile contre la fétidité de l'haleine.

DOSES ET MODE D'EMPLOI. — En lotions, une cuillerée à café dans un demi-verre d'eau.

Poudre dentifrice de Botot.

COMPOSITION. — A base de quinquina.

INDICATIONS. — Soins de la bouche.

DOSES. — Une pincée dans un verre d'eau.

DIGITALE.

Granules et sirop de Labelonye.

COMPOSITION. — A base d'extrait hydro-alcoolique. Une cuillerée à bouche de *Sirop* renferme les principes actifs de 10 centigrammes de digitale.

INDICATIONS. — Affections du cœur, bronchites nerveuses, asthme.

DOSES ET MODE D'EMPLOI. — *Granules :* 1 à 4 par jour.

DIGITALINE.

Granules et solution de digitaline d'Homolle et Quevenne.

COMPOSITION. — *Granules :* Chaque granule exactement dosé contient 1 milligramme de digitaline.

Solution : X gouttes de cette solution représentent rigoureusement 1 milligramme de digitaline.

INDICATIONS. — Principe actif de la digitale dont elle représente les propriétés thérapeutiques, la digitaline, découverte par MM. Homolle et Quevenne, offre sur la plante les avantages suivants : 1° inaltérabilité; 2° tolérance plus grande; 3° action plus sûre; 4° administration plus facile; 5° dosage rigoureux.

« Cette digitaline est vraiment le principe actif de la plante. A doses cent fois moindres, elle reproduit toutes les propriétés essentielles et les effets thérapeutiques de la digitale elle-même (1). »

La digitaline agit à la fois comme sédatif et comme tonique du cœur. Elle est le médicament cardiaque par excellence.

Elle s'emploie dans tous les cas où la digitale est indiquée : maladies du cœur, hydropisies, asthme, palpitations, maladies fébriles (pneumonie, pleurésie, rhumatisme articulaire aigu, etc.).

Doses et mode d'emploi. — *Granules :* 1 à 2 dans les vingt-quatre heures.

Solution : Chaque goutte correspond à 1/10 de milligramme; de I à XX gouttes.

DIGITALINE CRISTALLISÉE NATIVELLE.

Granules et solution de digitaline cristallisée Nativelle.

Composition. — *Granules :* Chaque granule renferme exactement *un quart de milligramme* de digitaline cristallisée. Un procédé spécial de division permet de garantir un dosage rigoureusement exact.

Solution : L gouttes de cette solution représentent un milligramme de digitaline cristallisée Nativelle.

Indications thérapeutiques. — C'est un régulateur du cœur et de la circulation, un diurétique puissant.

La digitaline cristallisée Nativelle représente seule,

(1) Gubler, *Commentaires thérapeutiques du Codex*, 4e édition, 1891

d'après les professeurs Vulpian, Gubler, Béclard le principe actif, pur, défini et invariable de la digitale (1). Cette digitaline devra être prescrite dans tous les cas où la digitale est indiquée, notamment : dans les *affections du cœur*, lorsque le cœur devient irrégulier, le pouls petit, arythmique, la diurèse insuffisante ; dans *les affections rénales avec œdème*, l'*hydropisie*, la *pneumonie*, la *pleurésie*, le *rhumatisme articulaire aigu*, etc.

Avec la digitaline cristallisée Nativelle, le médecin possède un produit toujours identique à lui-même, condition qui ne peut être réalisée ni avec les autres digitalines ni avec la plante, forcément variables selon les diverses circonstances de la récolte et de la préparation (Vulpian, Dujardin-Beaumetz, Bucquoy, *Rapports à l'Académie de médecine*).

Les récents travaux de Potain, Germain Sée, Huchard, etc., ont également démontré la *constance des effets* et la *sûreté d'action* de la digitaline cristallisée. D'ailleurs, dans son rapport à la *Société de thérapeutique* (janvier 1895), la commission composée de MM. Dujardin-Beaumetz, Portes et Bardet a conclu à l'emploi exclusif de la digitaline cristallisée.

Doses et mode d'emploi. — *Granules :* un à quatre granules de digitaline Nativelle, espacés dans les vingt-quatre heures. — Débuter par un ou deux granules par jour. — En général, cesser au bout de cinq jours.

Solution : de V à L gouttes, progressivement.

Digitaline de A. Petit.

Composition. — Solution au millième de digitaline cristallisée.

Doses. — X, XX, XXX, XL et même L gouttes re-

(1) Vulpian, Rapport à l'Académie de médecine pour le prix Orfila.

présentent 1/5, 2/5, 3/5, 4/5, et 1 milligramme de digitaline; 1 centimètre cube pèse 1 gramme et correspond à L gouttes.

DIURÉTINE.

Diurétine Knoll.

Indications. — Hydropisie cardiaque, néphrite.

DROSERA.

Sirop Dumée contre la coqueluche.

Composition. — A base d'alcoolature de *Rosella* ou *Rossolis*, nommé aussi *Drosera rotundifolia L.*, *herbe à la rosée*, de la famille des Droseracées.

Indications. — La coqueluche est pour les jeunes enfants une affection longue et pernicieuse, qui dure parfois plusieurs mois ; elle fatigue les enfants au point qu'il leur est quelquefois difficile de recouvrer la santé, car une maladie plus grave se greffe sur leur organisme affaibli et les emporte.

Mode d'action. — Le *Sirop Dumée* contre la coqueluche, donné dès le début de la maladie, paralyse ses effets funestes et en abrège la durée.

Doses et mode d'emploi. — Pour les *enfants de 5 à 10 ans*, faire prendre 5 à 6 cuillerées à café du sirop ; — *au-dessous de cet âge*, commencer par 2 à 3 cuillerées à café par jour.

EMPLÂTRES.

Emplâtres caoutchoutés Vigier

(*Épithèmes antiseptiques Vigier*).

Ces nouveaux emplâtres, contrairement aux anciens, sont antiseptiques, se conservent plusieurs années, gardent leur souplesse et leur adhérence, ne se dessèchent pas et ne moisissent jamais.

Composition. — Le *Sparadrap caoutchouté* simple est préparé en rouleaux ordinaires et sous forme de *Bandes* de 1, 2, 3, 4, 6, 10 centimètres de large sur 1 ou 5 mètres de long.

Ce sparadrap est extrêmement utile aux médecins pour les pansements des plaies, ulcères, pour consolider ou confectionner les appareils et les bandages. Placé sur une plaie aseptisée, il empêche toute suppuration.

Variétés d'emplatres caoutchoutés. — Le *Sparadrap de Vigo caoutchouté Vigier*, très adhésif, reste toujours souple, ne s'écaille pas.

Les *Sparadraps* de : *Poix de Bourgogne*, de *Cigüe*, de *Belladone*, la *Toile vésicante*, les *Mouches de Milan*, les *Mouches d'opium*, le *Thapsia Vigier*, etc.

Les *Épithèmes* ou *Emplâtres médicamenteux* aux acides : pyrogallique, chrysophanique, salicylique, sous-nitrate de bismuth, boriqué, ichtyol, huile de foie de morue, rouge de Vidal (minium et cinabre), oxyde de zinc, phéniqué, résorcine, etc.

L'*Emplâtre Poreux Lucius* (Porous Plasters).

Indications. — Rhumes, maux de gorge, lumbago, etc.

Le *Taffetas d'Angleterre Vigier* (*marque croix d'azur*), sur tissu préalablement caoutchouté et aseptisé, une fois qu'il est placé, résiste au lavage.

Les *Corn Plasters Parisiens Vigier*, enduits d'une couche spéciale caoutchoutée, adhèrent sans qu'on soit forcé de les mouiller.

Le *Merveilleux coricide* (*rondelle-emplâtre*) fait disparaître infailliblement, en 3 ou 4 jours, les cors, œils de perdrix, durillons, oignons.

Emplâtre antiphlogistique poreux Ancelin.

INDICATIONS. — Bronchites, rhumatismes.

MODE D'EMPLOI. — Il adhère parfaitement à l'aide de la chaleur de la main, et ne gêne pas les mouvements des muscles.

Emplâtres Cavaillés.

COMPOSITION. — A base d'oxyde de zinc, d'huile de cade, de salol, etc.

INDICATIONS. — Eczéma.

Papier chimique de Fayard et Blayn.

COMPOSITION. — Feuilles de papier mousseline, trempées dans de l'emplâtre de Nuremberg fondu; c'est un sparadrap d'oxyde rouge de plomb (Dorvault).

INDICATIONS. — Douleurs, brûlures, cors.

Papier Wlinsi.

INDICATIONS. — Rhumes, bronchites, maladies de la gorge, lumbagos, rhumatismes.

Taffetas Marinier vulnéraire.

COMPOSITION. — A base d'arnica.

INDICATIONS. — Coupures, brûlures, crevasses.

MODE D'EMPLOI. — Adhère au moyen de l'eau.

ERGOT DE SEIGLE.

Dragées Grimaud au fer et à l'ergot de seigle.

COMPOSITION. — Chaque dragée contient exactement :

Ergot	0 gr. 025
Limaille de fer pur porphyrisée	0 — 10

MODE D'ACTION. — L'association du fer dont les propriétés toniques ne sont plus à recommander et de l'ergot de seigle qui jouit d'une puissance constrictive si considérable sur les fibres musculaires lisses des parois artérielles et de toutes les fibres en général, fait de ces dragées un ferrugineux tout particulier.

INDICATIONS. — Il convient à tous les chlorotiques, mais il s'adresse spécialement aux personnes affaiblies par des pertes de sang.

De plus, ces dragées sont le seul remède reconnu comme vraiment efficace contre l'*incontinence d'urine*.

DOSES ET MODE D'EMPLOI. — Comme tonique, de 4 à 8 dragées par jour chez l'adulte.

Contre l'incontinence d'urine, il faut employer des doses plus élevées, c'est-à-dire de 8 à 14 dragées par jour chez l'adulte.

Élixir du Dr Pelletan.

COMPOSITION. — Ergot de seigle et fer.

INDICATIONS. — Troubles utérins, chlorose.

Solution titrée de Dusart.

COMPOSITION. — Elle est privée des principes inactifs et toxiques de l'ergot de seigle.

INDICATIONS. — Hémorragie puerpérale, épistaxis, hémoptysie.

DOSES ET MODES D'EMPLOI. — En injections hypodermiques, elle exerce son action au bout de 4 à 5 minutes.

A l'intérieur, XX à L gouttes dans de l'eau sucrée, pour provoquer les contractions de l'utérus.

ERGOTINE.

Dragées et potion d'ergotine Bonjean.

Composition. — 15 centigrammes d'ergotine par dragée.

Indications. — Métrorragies, épistaxis, hémoptysies.

Doses. — Pour usages obstétricaux, 1 à 3 grammes en vingt-quatre heures. — Pour les affections qui ne sont pas liées à la grossesse, 4 à 8 dragées en vingt-quatre heures.

Ergotine Yvon.

Composition. — Un centimètre cube renferme un gramme d'ergot de seigle.

Indications. — Hémorragies.

Mode d'emploi. — Injections.

Sirop d'Ergotinine Tanret.

Composition. — Alcaloïde extrait du seigle ergoté.

Ergotinine	0 gr. 05
Acide lactique	0 — 10
Sirop de fleurs d'orangers	995 —
Eau distillée	5 —

Soit 1/4 de milligramme d'ergotinine par cuillerée à café.

Indications. — Hémoptysie, épistaxis, hémorragie utérine.

ERIGERON CANADENSE.

Élixir du Dr Laubie.

Composition. — L'Élixir du Dr Laubie est le produit résultant de la macération de plantes indigènes et exotiques (*Erigeron canadense*). M. le Dr Dujardin-Beaumetz (1887) a constaté que ce médicament possédait des propriétés anti-diarrhéiques très énergiques et le Dr Pozzi ajoute que les expériences qu'il a fait faire avec ce médicament ont démontré son efficacité.

Indications. — L'emploi de l'Élixir du Dr Laubie est indiqué non seulement comme médication, mais surtout comme préservatif contre le choléra; et dans les diarrhées des pays chauds, de Cochinchine, du Tonkin et des colonies; dans le choléra infantile, la cholérine et les diarrhées tuberculeuses.

Doses et mode d'emploi. — 1° Comme *préservatif*, une cuillerée à café d'Élixir du Dr Laubie chaque jour.

2° Comme *traitement*, pour les enfants, 2 à 3 cuillerées de l'Élixir étendu de même quantité d'eau sucrée, soit cinq à six cuillerées à café du mélange.

Pour les adultes, dans le choléra et les diarrhées, deux à trois cuillerées à soupe, à dessert ou à café, suivant l'âge, à dix minutes d'intervalle.

ÉTHER.

Perles d'éther Clertan.

Composition. — A base d'éther.

Indications. — Migraines, douleurs nerveuses.

Doses et mode d'emploi. — On met une ou plusieurs perles dans la bouche et on les avale, en buvant un peu d'eau.

ÉTHER AMYL-VALÉRIANIQUE.

Capsules Bruel.

Composition. — Éther amyl-valérianique, qu'il ne faut pas confondre avec l'éther valérianique.

Mode d'action. — Calmant et antispasmodique. Il dissout la cholestérine.

Indications. — Névralgies, migraines, coliques hépatiques, néphrétiques et utérines.

ÉTHER VALÉRIANIQUE.

Capsules d'éther valérianique de Vial.

Composition. — Éther sulfurique et préparations de valériane.

Indications. — Hystérie, spasmes, suffocations, hoquets.

Doses et mode d'emploi. — 4 à 6 capsules par jour.

EUCALYPTOL.

Huile de Pourtal à l'eucalyptol.

Composition. — Ce produit contient de l'huile de foie de morue médicinale pure, désodorisée, dépurative et reconstituante.

Huile de foie de morue *médicinale pure*..	1000 gr.
Eucalyptol absolu........................	10 —

Son goût agréable la fait très facilement accepter.

Indications thérapeutiques. — Lymphatisme, scrofule, phtisie, rachitisme.

L'huile *de Pourtal* a des propriétés essentiellement anticatarrhales, antibacillaires et microbicides. Éminemment assimilable, elle est journellement prescrite contre les affections de la poitrine, des voies respiratoires, de la peau et du système osseux ; pour fortifier les tempéraments chétifs et délicats.

Doses et mode d'emploi. — De 1 à 4 cuillerées à chaque repas.

EUCALYPTOL.

Capsules Cognet à l'eucalyptol absolu iodoformo-créosoté.

Composition. — Les *Capsules Cognet* contiennent de l'eucalyptol absolu iodoformo-créosoté.

Indications. — Bien acceptées par les malades, bien tolérées par l'estomac, les *Capsules Cognet* donnent, dans la *tuberculose* et les *affections broncho-pulmonaires*, les meilleurs résultats.

Doses et mode d'emploi. — 4 à 6 capsules par jour, à prendre avant les repas.

EUCALYPTOL.

Eucalyptol injectable de Roussel.

Composition. — Eucalyptol, 20; huile stérilisée, 100.

Mode d'action. — Sa vapeur se dilate dans les poumons qu'elle remplit, puis elle s'échappe par l'haleine; elle est tonique, contracte les ulcérations vasculaires et cicatrise les plaies hémoploïques; elle diminue les expectorations purulentes.

Indications. — Antiseptique pulmonaire par excellence, il est tout à fait indiqué dans la phtisie pulmonaire.

Doses et mode d'emploi. — Pratiquer le matin une injection hypodermique d'un gramme de la solution huileuse végétale d'eucalyptol à 20 pour 100.

On combine généralement les injections d'eucalyptol à des injections hypodermiques d'arséniate de strychnine et de sulfate de spartéine.

Capsules et sirop à l'essence d'eucalyptus (Delpech).

Indications. — Rhumes et catarrhes.

Eucalyptine Lebrun.

Composition. — Eucalyptol, gaïacol iodoformé.
Indications. — Phtisie, bronchite.
Mode d'emploi. — Injections sous-cutanées.

Eucalyptol Anthoine.

Composition. — A base d'eucalyptus.
Indications. — Affections microbiennes du tube digestif.

ÉVONYMINE.

Pilules d'évonymine Paul Thibault.

Composition. — A base d'évonymine, substance extraite de l'écorce de la racine du Wahoo (*Evonymus atropurpureus*).

Indications. — Maladies du foie, constipation, vomissements.

Doses et mode d'emploi. — Tous les soirs, avant le dernier repas ou en se couchant, prendre 1 ou 2 pilules.

EXALGINE.

Solution et comprimés de Blancard à l'exalgine.

Composition. — La solution, légèrement alcoolique, inaltérable, d'une saveur agréable, contient 0,20 d'exalgine par cuillerée à bouche.

Les comprimés, légèrement effervescents, facilement dissous, contiennent seulement 0,05 d'exalgine.

Indications. — Parmi les analgésiques employés dans la pratique, un des derniers et des plus puissants, l'*exalgine*, a conquis de suite la faveur des médecins par son action constante, énergique et le précieux avantage de n'avoir aucune saveur.

C'est le spécifique le plus admirable contre la douleur et les préparations de M. Blancard, Solution et Comprimés, sont employées avec succès contre les douleurs de toutes origines, *névralgiques*, *musculaires*, *rhumatismales*, dans la dysphagie des tuberculeux, la dysménorrhée, la chorée, etc., avec des résultats qui ont confirmé l'efficacité de cet analgésique.

Doses et mode d'emploi. — La solution peut être prise pure ou dans un peu d'eau, et l'administration doit avoir lieu le matin ou le soir, ou au moment des repas.

La dose est de 1 à 4 cuillerées à soupe dans les vingt-quatre heures.

Les comprimés contenant 0,05 d'exalgine, quatre représentent donc une cuillerée à soupe de la solution et leur faible volume permet l'ingestion avec un peu d'eau simple ou sucrée.

La dose est de 4 à 16 par jour.

Le médecin doit seul approprier la dose du médicament à la maladie et au sujet.

Exalgine Brigonnet et Naville.

Indications. — Analgésique, utile pour faire disparaître la douleur dans les névralgies.

Doses et mode d'emploi. — En potion légèrement alcoolisée ou en cachets, à la dose de 20 à 75 centigrammes par jour.

FARINE.

Farine Maltée Defresne.

Indications. — Alimentation complète des nourrissons. — Cette délicieuse farine supplée à l'insuffisance du lait maternel; elle prévient le danger que présente le brusque passage de l'élevage au sein, à l'alimentation ordinaire.

Farine lactée Nestlé.

COMPOSITION. — Cet aliment a pour base le lait des vaches suisses.

INDICATIONS. — Enfants au moment du sevrage, convalescents, valétudinaires.

Farine Morton.

COMPOSITION. — A base de gruau d'avoine.

INDICATIONS. — Utile pour l'alimentation des enfants et des convalescents.

Farine Vial autodigestive.

COMPOSITION. — A base de malt et de principes phosphatés assimilables.

INDICATIONS. — Supplée à l'insuffisance du lait des mères et des nourrices et favorise le sevrage.

FER.

Phospho-glyco-fer Cheynet (Gouttes concentrées de glycérophosphate de fer et de manganèse).

COMPOSITION. — Solution concentrée de glycérophosphate de fer et de manganèse. — Ces deux métaux, combinés à un acide *organique* et *physiologique*, donnent un produit *soluble entièrement assimilable*, et possédant une énergie et une rapidité d'action qui lui assurent une grande supériorité sur les autres ferrugineux.

INDICATIONS. — Combat l'*anémie*, la *chlorose*, le *lymphatisme*, la *neurasthénie*, et toute *déperdition de forces*. — Les malades prennent cette préparation avec facilité, parce qu'elle n'a *pas de saveur désagréable*, et qu'elle n'occasionne ni *troubles digestifs*, ni *constipation*.

Cette forme pharmaceutique est en outre économique pour le malade.

DOSES ET MODE D'EMPLOI. — XV à XX gouttes, deux fois par jour, aux repas, dans n'importe quelle boisson.

FER.

Pilules Pourtal Fer et Colombo.

COMPOSITION. — Chaque pilule contient :

Tartrate ferrico-potassique	0 gr. 10
Extrait de colombo	0 — 025

MODE D'ACTION. — C'est la seule préparation ferrugineuse, tonique, reconstituante et antidyspeptique, immédiatement assimilable, d'une absorption complète et intégrale, n'occasionnant ni constipation, ni troubles gastriques. — Le Colombo qui lui sert exclusivement d'excipient, excite l'appétit, régularise les fonctions des voies digestives, assure la tolérance absolue du fer et favorise la prompte régénération du sang.

INDICATIONS. — Appauvrissement du sang, anémie, pâles couleurs, chlorose.

DOSES ET MODE D'EMPLOI. — De 2 à 4 pilules à chaque repas.

Vin Pourtal Fer et Colombo.

COMPOSITION. — Même préparation.

INDICATIONS. — Mêmes indications.

DOSES ET MODE D'EMPLOI. — 2 à 4 cuillerées à chaque repas.

Granules Pourtal.

COMPOSITION. — Voici la formule :

Arséniate de fer	0 gr. 001
Colombo (extrait)	0 — 025

DOSES ET MODE D'EMPLOI. — De 2 à 4 à chaque repas.

FER.

Rhamno-fer Éparvier à base de fer réduit et de Rhamnus purshiana.

Composition. — Dragées roses, préparées au pilulier, contenant chacune :

Fer réduit chimiquement pur	10 cent.
Extrait d'absinthe officinale	8 —
Extrait de Rhamnus purshiana	3 —
Poudre de Rhamnus purshiana	3 —

Indications. — Tous les cas où les ferrugineux sont indiqués : *anémie*, *chlorose*, *leucorrhée*, *dysménorrhée*, *convalescences difficiles*, etc. Excite et régularise les fonctions gastro-intestinales. *Ne constipe jamais*.

Doses et mode d'emploi. — Deux Dragées par jour; une à chaque repas.

FER.

Fer Quevenne.

Composition. — Fer réduit par l'hydrogène pur et dans un état de division tel qu'au contact du suc gastrique, il se dissout parfaitement, en donnant une combinaison à l'état naissant immédiatement assimilable. Il est plus actif que les sels de fer qui sont des combinaisons d'un acide avec des quantités minimes de métal utile. Il n'irrite pas les voies digestives, n'a aucun goût et ne noircit pas les dents. C'est le plus économique des ferrugineux.

Le *Fer Quevenne*, approuvé par l'*Académie de médecine* et autorisé par circulaire du ministre du commerce, est employé depuis 1850. Son efficacité a donc reçu la consécration du temps.

Indications. — Tous les cas de chloro-anémie.

Doses et mode d'emploi. — Le Fer Quevenne se prescrit sous trois formes : 1° en poudre avec cuillèremesure de 0 gr. 10; 2° en dragées à 0 gr. 05; 3° en petites pastilles à 0 gr. 025 de fer et chocolat. Cette dernière forme s'adresse surtout aux enfants et aux personnes difficiles. La dose moyenne est de 0 gr. 05 au commencement des repas, soit : une demi-mesure, une dragée ou deux pastilles.

FER.

Sirops et dragées F. Ville, au lactate de fer et de manganèse, et au proto-iodure de fer et de manganèse.

Composition. — Chaque pilule dragéifiée contient:

Lactate ou iodure de fer et de manganèse....		0 gr. 05.
Extrait de gentiane et d'écorces d'oranges..	āā	0 — 012 1/2.
Extrait de réglisse anisé..................		0 — 025.

Le manganèse y entre dans les mêmes proportions que dans le sang.

Les sirops contiennent 0,12 1/2 de sels sans extraits.

Indications. — 1° Les *sirop et dragées au lactate* sont les médicaments les plus rationnels et les plus efficaces pour guérir : anémie, chlorose, faiblesse, pertes de forces et d'appétit, débilité, épuisement, croissance, convalescence, névrose, chez tous les sujets et à tous les âges. Très assimilables, ils agissent vite. Ils ne constipent pas et ne noircissent pas les dents.

2° Les *sirop et dragées à l'iodure de fer et manganèse* sont recommandés dans la faiblesse générale, la chlorose génitale, avec suppression ou retard et dans toutes les affections scrofuleuses et rachitiques.

Doses. — 1° *Dragées :* 4 à 8 par jour, aux repas. 2° *Sirops :* 2 à 3 cuillerées, au milieu ou après les repas.

Dragées Mariani.

Composition. — Malate de fer et manganèse.

Indications. — Chlorose, lymphatisme.
Doses. — Deux dragées avant les repas.

Dragées de fer Rabuteau.

Mode d'action. — Regénération des globules rouges du sang.
Indications. — Anémie.
Doses et mode d'emploi. — 4 à 5 dragées par jour.

Dragées de Duroziez.

Composition. — Chaque dragée contient 10 centigrammes de protoxalate de fer.
Indications. — Chlorose, anémie.
Doses et mode d'emploi. — Une à deux dragées, au début des deux principaux repas.

Élixir Godineau.

Composition. — A base de fer.
Indications. — Convalescence, anémie,
Doses et mode d'emploi. — *Adultes :* 3 cuillerées à bouche ou 3 petits verres par jour, un quart d'heure avant chaque repas. — *Enfants :* une cuillerée à café, 4 fois par jour.

Élixir et dragées ferro-ergotés Mannet.

Composition. — Citrate de fer ammoniacal et ergot de seigle. Chaque dragée contient 5 centigrammes d'ergot de seigle et 10 centigrammes de citrate de fer ammoniacal.
Indications. — Chlorose, anémie, métrite, incontinence d'urine, spermatorrhée, dysménorrhée.

Élixir Hampton.

Composition. — A base de peptonate de fer,

pepsine et diastase, associés à la coca, à la cannelle, aux oranges amères.

INDICATIONS. — Anémie.

DOSES ET MODE D'EMPLOI. — Une cuillerée à soupe, au commencement de chacun des deux repas principaux. Pour les enfants, une cuillerée à dessert.

Élixir de fer Rabuteau.

INDICATIONS. — Chlorose.

DOSES ET MODE D'EMPLOI. — Convient aux personnes qui ne peuvent pas avaler les dragées : un verre à liqueur matin et soir, au repas.

Fer dialysé Bravais.

COMPOSITION. — Oxyde de fer soluble.

INDICATIONS. — Chlorose.

DOSES ET MODE D'EMPLOI. — Prescrire de II à XV gouttes au début, et arriver à XL ou L gouttes ; on le prend dans un peu d'eau, de vin ou de café.

Glycématine.

COMPOSITION. — Préparation organique et martiale, renfermant les éléments histologiques des hématies.

INDICATIONS. — Anémie.

DOSES ET MODE D'EMPLOI. — 2 à 3 cuillerées à café, soit pure, soit additionnée d'eau ou de lait.

Granules antimonio-ferreux du Dr Papillaud.

COMPOSITION. — Arséniate d'antimoine (0,001 milligr. par granule) et fer.

INDICATIONS. — Anémie, chlorose, névroses.

DOSES. — 2 à 8 granules par jour.

Pepto-fer du Dr Jaillet.

Composition. — Préparation ferrugineuse organisée et non purement minérale, analogue au fer du sang.

Indications. — Anémie, chlorose.

Doses et mode d'emploi. — Après chaque repas, un verre à liqueur.

Peptonate de fer Robin.

Composition. — Produit de la combinaison du principe nutritif de la viande avec le fer.

Indications. — Anémie, dyspepsie, chlorose, convalescence, neurasthénie.

Doses. — X à XXX gouttes par repas, sous forme de vin (un verre à liqueur avant ou après chaque repas, pur ou étendu d'eau) ou sous forme d'élixir.

Pilules Gally.

Composition. — Fer, manganèse, rhubarbe, quinquina.

Indications. — Anémie, chlorose, leucorrhée.

Pilules de protocarbonate de fer selon la formule de Vallet (1).

Composition. — Elles contiennent :

Sulfate ferreux crist. pur................	10 gr.
Carbonate de soude crist................	12 —
Miel blanc............................	3 —
Sucre de lait pulvérisé..................	3 —
Sucre blanc...........................	Q. S.

Indications. — Anémie, chlorose.

Doses et mode d'emploi. — 2 à 6 pilules par jour.

(1) Jeannel, *Formulaire officinal et magistral*, 4e édit., Paris, 1886.

Pilules Regina.

Indications. — Chlorose, anémie, menstruation difficile.

Doses et mode d'emploi. — Tous les jours, 2 pilules avant chaque repas.

Poudre ferro-manganique de Burin du Buisson.

Composition. — Fer et manganèse.

Indications. — Chlorose, anémie.

Doses et mode d'emploi. — Verser un peu de la poudre dans un verre d'eau pour obtenir une eau ferrugineuse gazeuse, qui se boit au repas, mélangée avec du vin.

Protoxalate de fer Girard.

Indications. — Chloro-anémie.

Doses et mode d'emploi. — 10 à 12 centigrammes par jour.

Pyro-Fer Giraud.

Composition. — Il se présente sous forme d'élixir.

Mode d'action. — Tonique et reconstituant.

Indications. — Faiblesse générale, anémie, pertes, manque d'appétit.

Doses et mode d'emploi. — Deux verres à liqueur par jour; moitié de cette dose, étendue d'un peu d'eau, pour les enfants.

Sirop de fer Rabuteau.

Mode d'emploi. — Destiné aux enfants.

Sirop ferrugineux du Dr Dusourd.

Indications. — Anémie, chlorose, lymphatisme.

Doses. — Une à 4 cuillerées à bouche par jour, avant ou après les repas.

Solution de fer dialysé de Lebaigue.

Composition. — Chaque cuillerée à café contient 5 centigrammes d'oxyde de fer.

Indications. — Chlorose.

Doses et mode d'emploi. — 2 à 4 cuillerées à café, au commencement du repas.

Solution martiale concentrée (Sauvage).

Indications. — Pâles couleurs, blennorragie.

Vin Araby.

Composition. — Vin médicamenteux, contenant fer, manganèse, iode, arsenic et lithine.

Indications. — Anémie, chlorose, phtisie.

Doses. — Un verre à bordeaux, à chaque repas, pour les adultes; un verre à liqueur, pour les enfants.

Vin du Dr Cabanes.

Composition. — Fer, quinquina et lactophosphate de chaux.

Indications. — Dyspepsie, anémie, amaigrissement.

Doses. — Un petit verre à madère avant le repas.

FOIE DE MORUE (EXTRAIT DE).

Dragées, Grains, Vin Meynet.

Composition. — Ces produits renferment les principes actifs du foie de morue, matière glycogène, éléments biliaires alcaloïdes et cristalloïdes, soude, acides gras, propylamine ou triméthylamine ; ils sont conservés dans leur état naturel et par conséquent directement assimilables. L'enveloppe sucrée qui les enrobe et qui leur donne l'apparence de *dragées* ou de *grains*, le véhicule alcoolique (vin d'Espagne) dans lequel ils sont incorporés, renferment tout ce qui fait l'efficacité et la force de l'huile de foie de morue ordinaire.

Indications. — Partout où l'huile de foie de morue trouve son emploi, on peut lui substituer avec avantages et sans ses inconvénients les Dragées, Grains et Vin Meynet.

Dans les *maladies du foie* et *de la rate*, elles produisent une amélioration sensible. Dans la *goutte*, elles font disparaître les dépôts tophacés qui s'accumulent autour des articulations.

Mais c'est dans l'*anémie* et dans la *chlorose* que ces préparations ont une action incontestable.

Le *rachitisme* trouve dans l'extrait naturel de foie de morue un spécifique approprié.

La forme pharmaceutique découverte par M. Meynet se prête encore aux *associations médicamenteuses* que les médecins ont l'habitude de prescrire pour ajouter aux effets de l'huile de morue l'action de divers autres remèdes.

Doses et mode d'emploi. — 1° *Dragées* (une dragée équivaut à 2 cuillerées à bouche d'huile de foie de morue). De 2 à 6 dragées et même 8 par jour en deux fois, une heure avant ou deux heures après le repas, ou mieux encore en mangeant.

2° *Grains* (cinq grains équivalent à une cuillerée à bouche d'huile). — Destinés aux enfants, faciles à avaler, on peut au besoin les croquer.

3° *Vin* (une cuillerée remplace une dragée). — Convient aux personnes qui ne peuvent avaler les pilules; à prendre au commencement des repas, 1 à 4 cuillerées par jour.

FORMOL.

Solution normale de formol (Adrian).

Composition. — Le formol s'obtient en faisant passer des vapeurs d'alcool méthylique sur du coke ou sur du charbon de cornue porté au rouge dans un tube de cuivre (Trillat).

Mode d'action. — Antiseptique et désinfectant; ce produit n'est ni caustique ni toxique : il agit surtout à l'état de vapeur.

Mode d'emploi. — Pour désinfecter une salle ou une chambre de malade avec les objets qu'elle renferme, portes et fenêtres étant fermées, étendre un linge imbibé de la solution normale de formol sur une corde tendue horizontalement : on laisse agir les vapeurs pendant 24 heures ; ménager ensuite un courant d'air pendant 2 ou 3 jours.

FOUGÈRE MALE.

Capsules tænifuges Limousin (Extrait éthéré de fougère mâle et calomel).

Composition. — Ces capsules, préparées avec la gélatine molle facilement soluble, contiennent 50 centigrammes d'extrait éthéré de *rhizomes frais de fougère mâle* et 5 centigrammes de calomel à la vapeur (Formule du Dr Créquy).

Indications thérapeutiques. — Cette préparation réussit très bien pour déterminer l'expulsion du *Bothriocéphale*, du *Tænia solium* ou *armé* et surtout du *Tænia mediocanellata* ou *inerme*, cette dernière espèce qui se rencontre si fréquemment, depuis quelque temps, chez les enfants et les personnes qui ont fait usage de bœuf cru ou peu cuit.

Les docteurs Constantin Paul, Monod, Demarquay,

Pératé, Jaubert, Masson, Liébault, etc., qui ont eu recours à la formule du Dr Créquy, en ont presque toujours obtenu d'excellents résultats.

Doses et mode d'emploi. — La dose conseillée par le Dr Créquy est habituellement de *seize* capsules pour un adulte. On les prend le matin à jeun, de 5 en 5 minutes, avec un peu d'eau. La veille de l'administration du tænifuge, il est bon de ne faire qu'un repas léger le matin et de ne prendre qu'un bol de lait le soir.

FOUGÈRE MALE.

Tænifuge français du Dr Duhourcau (de Cauterets).

Composition. — Ce tænifuge consiste en une très petite proportion d'extrait chloroformo-huileux de fougère mâle des *Pyrénées*, enfermé dans douze capsules gélatineuses.

Indications. — Agissant seul et sans purgatif, promptement et à coup sûr, le *Tænifuge français* est aussi remarquable par la douceur de son action que par la constance de ses effets.

Il ne nécessite aucune préparation préalable ni précaution particulière.

Supérieur par ses résultats aux autres tænifuges connus, il a fait ses preuves entre les mains des médecins de la marine, à Toulon, Cherbourg, Rochefort, etc., entre celles du Dr Desnos, médecin de la Charité, et d'autres médecins des hôpitaux de Paris, avec le Dr Barrault, médecin des prisons de la Seine, avec bon nombre d'autres autorités médicales de la province ou de l'étranger.

Mode d'emploi. — Ces capsules se prennent le matin, à jeun, en dix à douze minutes, avec aussi peu de liquide que possible.

Globules de Secretan.

COMPOSITION. — Extrait vert éthéré des rhizomes frais de Fougère mâle des Vosges.

INDICATIONS. — Tænia.

GAÏAC.

Pastilles de Mackenzie.

INDICATIONS. — Maux de gorge, angines.

GAÏACOL.

Carbonate de gaïacol Vigier.

COMPOSITION. — Chaque capsule contient 0 gr. 10.

INDICATIONS. — Tuberculose, rhumes, bronchites, fièvre typhoïde.

Le carbonate de gaïacol jouit des vertus curatives du gaïacol, sans en avoir les effets irritants. Traversant l'estomac sans se décomposer, il agit dans l'intestin. — Ne troublant pas les fonctions digestives, il remplace avantageusement le gaïacol et la créosote, il détruit la tuberculine (toxine) et excite l'appétit.

DOSES. — De 2 à 6 capsules par jour.

Capsules de Berthé gaïacolées.

COMPOSITION. — 5 centigrammes de gaïacol par capsule.

INDICATIONS. — Tuberculose.

DOSES ET MODE D'EMPLOI. — 5 à 10 capsules par jour.

Capsules Hémet.

COMPOSITION. — Gaïacol, iodoforme, goudron, tolu, jusquiame.

INDICATIONS. — Tuberculose pulmonaire, bronchites.

Doses et mode d'emploi. — 2 capsules à chaque repas.

Capsules Sérafon. — Solution Sérafon.

Composition. — Gaïacol et iodoforme en solution dans l'huile d'olive et la vaseline.

Indications. — *Capsules :* bronchites aiguës et chroniques. — *Solution :* phtisie, tuberculose pulmonaire et pleurésie d'origine tuberculeuse.

Doses et mode d'emploi. — *Solution :* en injections hypodermiques. — *Capsules :* chez les enfants.

Élixir Brunot.

Composition. — Gaïacol, tolu, goudron, eau de pin gemmé.

Indications. — Maladies des voies respiratoires, bronchites, rhumes, laryngite, phtisie.

Doses. — 4 cuillerées à bouche par jour.

Gaïacol Mercier.

Composition. — 1° *Capsules antiseptiques.* — Chaque capsule contient :

Gaïacol	5	centigr.
Eucalyptol	5	—
Iodoforme	2	—
Huile de faines	15	—

2° *Capsules au gaïacol.* — Chaque capsule contient :

Gaïacol	5	centigr.
Huile de faines	20	—

3° *Injections hypodermiques.* — Chaque centimètre cube contient :

Gaïacol	5	centigr.
Iodoforme	1	—

4° *Solution Mercier.* — Chaque cuillerée à soupe contient :

Chlorhydrophosphate de chaux	50 centigr.
Gaïacol	10 —

Indications. — Catarrhes, bronchites, tuberculose.

Doses et mode d'emploi. — 1° *Capsules antiseptiques :* 2 à 3 capsules, à chaque repas; 2° *Capsules au gaïacol :* 3 capsules à chaque repas ; 3° *Solution Mercier :* une cuillerée avant chaque repas.

Huile de Berthé gaïacolée.

Composition. — 10 centigrammes de gaïacol α par grande cuillerée.

Perles de gaïacol Clertan.

Composition. — Gaïacol *alpha* cristallisé synthétique. Chaque perle contient 10 centigr. de gaïacol.

Indications. — Tuberculose.

Doses. — 2 à 4 perles par jour.

GAÏACOL BENZOÏQUE IODOFORMÉ.

Pilules sibériennes Muthelet, Émulsion sibérienne, Pastilles sibériennes.

Composition. — Gaïacol, acide benzoïque, iodoforme, etc. Le gaïacol est le principe actif le plus important de la créosote. Celle-ci en contient jusqu'à 90 p. 100.

L'*Émulsion sibérienne* contient en outre une substance calmante, la *codéine*, destinée à faciliter le sommeil.

Indications. —Toux, rhumes, bronchites, asthmes, catarrhe, phtisie, à tous les degrés de toutes les affections des voies respiratoires, des bronches, de la poitrine. Le professeur Picot, de Bordeaux, a pu noter le dessèchement et la cicatrisation de petites cavernes.

Doses et mode d'emploi. — *Pilules.* — 2 pilules à chaque repas; augmenter si la maladie ne cède pas.

Émulsion. — 2 à 4 cuillerées à café par jour pour les enfants; 4 à 5 cuillerées à bouche pour les adultes.

Pastilles. — 5 à 15 pastilles par jour.

GALEGA.

Galactogènes Jolivet.

Composition. — Galega et phosphate de chaux.

Mode d'action. — Augmente la quantité et la qualité du lait des nourrices.

Mode d'emploi. — Sirop, sel et vin.

GLYCÉRINE.

Vin glycéro-phosphaté de Langlebert.

Composition. — La glycérine provient du dédoublement des corps gras : c'est un liquide sirupeux, incolore, inodore, de saveur sucrée. Un des meilleurs modes d'administration, c'est de la donner sous forme de vin, et en particulier sous forme de *Vin glycéro-phosphaté de Langlebert.*

Mode d'action. — La glycérine entrave le développement des microbes mais ne les détruit pas. Appliquée sur la peau intacte, la glycérine la rend molle et onctueuse. Sur la peau dénudée de son épiderme et sur les plaies, la glycérine provoque une sensation de cuisson. On admet l'absorption par la peau; l'absorption par les voies digestives est facile et rapide. Injectée dans le sang, elle tue à la dose de 12 grammes par kilogramme d'animal; dans le tissu cellulaire, à la dose de 8 grammes. Introduite par les voies digestives, elle est moins toxique.

Indications. — Dans la *lithiase biliaire*, à dose massive, elle détermine la fin de la crise ; à dose légère, elle prévient de nouvelles attaques. Préconisée dans les cas de *phtisie pulmonaire*, pour remplacer l'huile de foie de morue, elle peut encore être prescrite contre le *diabète*, dans le but de substituer au sucre éliminé un autre combustible. C'est encore un aliment d'épargne dans le cas de *fièvre typhoïde*.

On l'emploie aussi à l'extérieur dans le *pansement* des plaies.

Doses et mode d'emploi. — On emploie le *Vin glycéro-phosphaté de Langlebert*, avant ou après les repas, à la dose d'un verre à liqueur.

GLYCÉRINE.

Topiques Chaumel à la glycérine solidifiée.

Composition. — Ces topiques sont préparés avec de la glycérine, à laquelle on peut incorporer tous les médicaments.

Les topiques pour la *cavité vaginale* sont désignés sous le nom d'*Ovules Chaumel*, et se présentent sous la forme d'un ovoïde de la grosseur d'un œuf de pigeon.

Les topiques pour la *cavité utérine* sont disposés sous forme de *Crayons Chaumel*, dont la longueur est de 6 centimètres.

Pour le *canal de l'urètre*, M. Chaumel prépare les *Bougies Chaumel*, d'une longueur de 16 centimètres.

Enfin, les *Suppositoires Chaumel* sont les topiques de la *cavité rectale*. Les suppositoires Chaumel pour *enfants* n'ont que le quart du volume de ces mêmes suppositoires pour *adultes*.

Tous ces topiques, préparés dans des conditions

d'*asepsie* rigoureuse, se distinguent des autres par leur *fusibilité complète*, la *facilité de leur introduction* et par leurs *propriétés osmotiques et décongestives* résultant du pouvoir hygrométrique considérable de la glycérine.

Ils sont préparés d'avance à tous les médicaments usuels et se préparent, sur ordonnance, à tous médicaments et à toutes formules.

INDICATIONS. — Les *Ovules* et les *Crayons Chaumel* permettent d'introduire dans les cavités vaginale et utérine tous les médicaments topiques devant *agir localement* et tous les médicaments devant *être absorbés* par les muqueuses vaginale et utérine. Ils ont donc leurs indications multiples dans toutes les branches de la gynécologie.

Les *Bougies Chaumel* constituent la médication locale la plus parfaite des affections de l'urètre.

Quant aux *Suppositoires Chaumel simples* (à la glycérine), ils présentent une efficacité incontestable contre toutes les formes de la constipation. Ces mêmes suppositoires à tel ou tel médicament constituent un mode d'administration fort utile des agents médicamenteux employés comme topiques rectaux ou comme médicaments généraux destinés à être absorbés par la muqueuse rectale.

DOSES ET MODE D'EMPLOI. — Les Ovules, les Bougies et les Suppositoires Chaumel peuvent être employés par les malades sur prescription médicale.

Lorsqu'on prescrit les *Ovules Chaumel*, il faut recommander à la malade de se garnir comme à l'époque des règles et de n'appliquer l'ovule qu'après s'être couchée.

Les *Bougies Chaumel* s'introduisent très facilement à la condition de les mouiller légèrement dans de l'eau tiède. Il faut recommander aux malades d'introduire la bougie quand ils sont couchés et de la maintenir par un capuchon fixé à un suspensoir.

Les *Suppositoires Chaumel* s'introduisent à toute heure, il suffit de les mouiller légèrement, avant l'introduction. S'il s'agit d'un suppositoire médicamenteux, il faut le faire introduire lorsque le malade est couché; souvent même il est nécessaire de débarrasser préalablement l'intestin par l'introduction d'un suppositoire Chaumel simple.

En ce qui concerne les *Crayons Chaumel*, il suffit de dire qu'ils s'introduisent, comme les autres crayons, après application du spéculum et à l'aide d'une pince. Leur fusion totale se fait en quelques heures.

GLYCÉRINE.

Porte-Remèdes Reynal.

Composition. — Le Porte-Remèdes Reynal est une injection solide, composée de glycérine solidifiée avec la dose du médicament prescrit par le médecin. Il fond lentement au contact des muqueuses et permet d'utiliser sans instrument et à toutes doses, tous les médicaments, même insolubles.

Types et noms. — Le Porte-Remèdes Reynal étant destiné à des organes dont la forme, la structure et la capacité ne sont pas identiques, est présenté sous des formes et des noms différents; ce sont :

1° *Les Bougies porte-remèdes Reynal* pour pansements de l'*urètre;*

2° *Les Crayons porte-remèdes Reynal* pour pansements de l'*utérus;*

3° *Les Tampons porte-remèdes Reynal* pour pansements du *vagin* et des *ovaires;*

4° *Les Suppositoires porte-remèdes Reynal* pour pansements du *rectum*, de la *prostate* et de la *vessie.*

Mode d'action. — Ces pansements possèdent en plus de l'action du médicament qu'ils portent à leur surface, une action thérapeutique spéciale, qui est basée sur ce que :

A. *Ils maintiennent les médicaments en contact* avec le mal pendant *six ou huit heures consécutives;*

B. *Ils isolent les parois de l'organe pendant toute la nuit*, si les malades les placent en se couchant ;

C. *Ils décongestionnent les muqueuses et calment l'état inflammatoire de l'organe*, en provoquant une hypersécrétion des liquides muqueux et inflammatoires. Cet heureux résultat est produit par la glycérine qui entre dans leur composition ;

D. Les *Bougies* et les *Crayons Reynal* agissent comme des sondes pendant leur introduction et *empêchent la formation et le développement des rétrécissements;*

E. Les *Tampons* et les *Suppositoires Reynal* étant volumineux, déplissent les muqueuses vaginale et rectale et portent ainsi les médicaments dans tous leurs replis et culs-de-sac;

F. Les *Porte-Remèdes Reynal* agissent plus rapidement et plus efficacement que les anciens modes d'administration : injections, lavements, etc., parce que la dose entière du médicament est incorporée à leur surface extérieure, au lieu d'être noyée dans toute la substance des *Bougies* et des *Crayons*, ou d'être enfermée dans la cavité des *Tampons* et des *Suppositoires*.

GLYCÉRINE.

Ovules Passemard-Vigier.

COMPOSITION. — A base de glycérine pure, le mode de préparation des ovules permet d'y incorporer la dose de médicaments antiseptiques ou calmants, prescrite par le médecin (ovules à l'*ichtyol désodoré*, à la *cocaïne*, etc.). La durée de fusion des ovules est de 6 à 8 heures.

Indications. — Pansements vaginaux.

Mode d'emploi. — L'introduction est facilitée par la forme ovalaire; ils sont pourvus à leur extrémité la plus volumineuse d'un bourrelet circulaire (sorte de parachute) facilement saisi par la main et qui les empêche de sortir, une fois introduits.

Crayons intra-utérins de Passemard-Vigier.

Composition. — A base de glycérine pure à 30° et à divers médicaments : acide phénique, aristol, chlorure de zinc, créosote, ichtyol, iodoforme, sublimé, tannin, sulfate de cuivre, etc.

Indications. — Pansements intra-utérins antiseptiques.

Bougies urétrales antiseptiques de Passemard-Vigier.

Composition. — A base de glycérine pure à 30°. Elles contiennent une quantité appropriée de médiment actif : ichtyol, iodoforme, sulfate de zinc, tannin, etc.

Indications. — Blennorragies et urétrites infectieuses.

Mode d'emploi. — La bougie une fois introduite, on applique un tampon ouaté, maintenu par une pochette caoutchoutée.

Suppositoires Passemard-Vigier et Balles rectales.

Composition. — A la glycérine solidifiée.

Indications. — Pour les enfants.

GLYCÉRINE.

Péricols pour le traitement rationnel des métrites (Legros).

Composition. — Les *Péricols* sont des discoïdes

d'une élasticité parfaite, à base de glycérine bellado-iodurée (*Pansement Martineau*).

Péricols à tous médicaments sur prescription médicale.

INDICATIONS. — Le succès thérapeutique du traitement local des métrites est certain, à condition de faire disparaître l'inflammation de la matrice et de hâter la résolution des exsudats inflammatoires.

Les pansements faits avec les *Péricols* atteignent sûrement ce but. Ils sont préférables à ceux faits avec les ovules qui ne peuvent, comme les péricols, s'appliquer autour du col de la matrice dans la zone enflammée.

Crème Simon.

COMPOSITION. — A base de glycérine et d'amidon.

INDICATIONS. — Hygiène de la peau. Utile contre les rougeurs et les démangeaisons.

Ovules Gibart.

COMPOSITION. — A base de glycérine; ils se préparent à tous médicaments.

INDICATIONS. — Affections vaginales et utérines.

Solid-Glycérine Briand.

MODE D'ACTION. — Agit mécaniquement en raison de sa forme et de sa consistance.

INDICATIONS. — Constipation.

Suppositoires Gauthier-Robert.

INDICATIONS. — Constipation.

Suppositoires Lucius.

COMPOSITION. — Glycérine et savon dialysé.

INDICATIONS. — Constipation.

GLYCÉROPHOSPHATES.

Phospho-glyco-fer Cheynet (Gouttes concentrées de glycérophosphate de fer et de manganèse).

Composition. — Solution concentrée de glycérophosphate de fer et de manganèse.

Indications. — S'emploie dans tous les cas où l'on veut obtenir un *relèvement rapide des forces : chlorose, anémie, neurasthénie, dépression nerveuse.* Économie pour le malade. — Exactitude dans le dosage.

Pas de troubles digestifs ni de constipation. Pas de saveur désagréable.

Le glycérophosphate de fer et de manganèse *étant entièrement assimilable*, grâce à l'acide glycérophosphorique qui entre dans sa constitution, il rend de grands services en thérapeutique.

Doses et mode d'emploi. — XV à XX gouttes, deux fois par jour, aux repas, dans n'importe quelle boisson.

GLYCÉROPHOSPHATES.

Glycérophosphates de Jacquemaire ou Phosphate vital.

Composition. — A base de chaux, de soude ou de fer.

Indications. — Chlorose, anémie.

Mode d'emploi. — Préparations pharmaceutiques présentées chacune sous quatre formes : 1° solution gazeuse; 2° granulé ; 3° sirop ; 4° solution injectable en boîtes de 10 tubes.

Les premières expérimentées dans les hôpitaux de Paris.

Glycérophosphates de Bruel.

Composition. — Médicament à base de glycérophosphates de soude, de chaux, de magnésie, préparé sous la forme d'élixir, de sirop et de solution injectable.

INDICATIONS. — Régénérateur des os et stomachique; il agit encore dans les maladies de la moelle.

DOSES ET MODE D'EMPLOI. — *Élixir* : pour adultes, 2 à 4 cuillerées à soupe par jour, une demi-heure avant les repas; pour enfants, 2 à 4 cuillerées à café.

Sirop ; 1 à 2 cuillerées à soupe par jour pour adultes; 2 à 4 cuillerées à café pour enfants.

Solution injectable : 2 centimètres cubes de solution par injection.

Glycérophosphates Freyssinge.

COMPOSITION. — Ce médicament se compose de *glycérophosphate de chaux*, solution contenant 50 centigrammes par cuillerée à soupe; de *glycérophosphate de fer*, solution contenant 25 centigrammes par cuillerée à soupe; de *glycérophosphate de soude*, solution à 50 centigrammes par cuillerée à soupe.

INDICATIONS. — Débilité nerveuse, rachitisme, lésions de la moelle, neurasthénie.

DOSES ET MODE D'EMPLOI. — Une cuillerée à soupe dans un peu d'eau, avant chaque repas. Pour les enfants, une cuillerée à dessert ou à café, suivant l'âge.

GLYCÉROPHOSPHATE DE CHAUX.

Élixir Saint-Cyr.

COMPOSITION. — A base de peptonate de fer et de glycérophosphate de chaux. Réunit le fer et le phosphore.

MODE D'ACTION. — Relève la nutrition nerveuse et en stimule l'activité.

DOSES ET MODE D'EMPLOI. — Une cuillerée à soupe avant le repas.

GLYCÉROPHOSPHATE DE FER.

Enazyme Garde.

Composition. — Chaque cachet renferme 0 gr. 20 de glycérophosphate de fer et de chaux.

GLYCÉROPHOSPHATE DE SOUDE.

Vin Garde.

Composition. — A base de glycérophosphate de soude, une cuillerée renferme 0 gr. 20 de glycérophosphate; elle contient en outre kola, coca, quinquina, écorce d'oranges amères.

Mode d'action. — Tonique.

GLYCÉRO-QUINA.

Glycéro-quina, phosphaté, ioduré, bromuré, créosoté, etc., du Dr J. Ruffié.

Composition et mode d'action. — Le glycéro-quina au vin vieux de Grenache est un aliment liquide, reconstituant, tonique et fébrifuge, qui abrège d'une manière notable la durée et surtout la convalescence des maladies. Il remplace, sans en avoir les inconvénients, les vins de quinquina préparés jusqu'à ce jour par macération alcoolique, ainsi que l'huile de foie de morue, que la plupart des malades ne digèrent pas et pour laquelle ils éprouvent une répugnance invincible.

Ces nouvelles préparations pharmaceutiques contiennent, en outre des toniques amers et de l'extrait de quinquina dissous dans une forte proportion de principe doux des corps gras, un gramme de phosphates, d'iodure et de bromure de potassium, et 0 gr. 20 de créosote par verre à madère.

Indications. — Associé aux principes actifs dont dispose la matière médicale, le glycéro-quina corrige et combat l'irritation gastro-intestinale, l'affaiblissement des facultés digestives et la diminution des forces générales, que déterminent les divers agents thérapeutiques par leur action astringente, irritante et caustique.

Si on administre les médicaments sous cette forme, on peut, ce qui n'était pas possible jusqu'alors, en continuer l'usage sans interruption, sans dommage pour les voies digestives et sans crainte de voir le médicament s'accumuler dans l'économie, pendant tout le temps que l'exigent les états pathologiques auxquels ils s'adressent.

Doses et mode d'emploi. — Deux verres à madère par jour et même plus, suivant les indications du médecin.

GOUDRON.

Bonbons Grammont.

Composition. — A base d'extrait de goudron, de sève de pin, d'hysope, de mélisse, d'angélique, de vanille, de tolu.

Indications. — Rhumes et bronchites.

Capsules de goudron de L. Pommier.

Indications. — Rhumes.

Capsules de goudron Guyot.

Composition. — A base de goudron (à 0gr,12).

Doses. — 2 à 5 capsules.

Goudron Freyssinge.

Composition. — Liqueur obtenue par concentration de l'eau de goudron du Codex.

Mode d'action. — Balsamique, antiseptique.

Indications. — Catarrhes chroniques des voies respiratoires et des voies urinaires, maladies de la peau, septicémies.

Doses et mode d'emploi. — En boisson, à la dose de 2 cuillerées par litre (eau de goudron). En lotions, injections, pulvérisations, dans la proportion de 1 partie de goudron pour 2 ou 3 parties d'eau.

Goudron Verne soluble.

Composition. — Contient tous les éléments solubles du goudron.

Indications. — Catarrhe pulmonaire et gastro-intestinal.

Mode d'emploi. — Dragées, pilules, ou solution.

Pastilles Géraudel.

Composition. — Goudron de Norvège.

Indications. — Rhume, bronchite, laryngite.

Doses et mode d'emploi. — Sucer lentement, en avalant la salive, une seule pastille à la fois. En prendre 6 à 10 par jour, entre les repas.

GRINDELIA ROBUSTA.

Capsules Derbecq.

Indications. — Toux nerveuse, asthme, bronchite.

Doses et mode d'emploi. — 3 capsules, au moment des deux repas principaux.

HAMAMELIS VIRGINICA.

Gouttes concentrées à l'Hamamelis Virginica du docteur Ludlam.

Composition. — Le produit du Dr Ludlam sous forme de gouttes concentrées contient tous les principes actifs (extractifs et volatils) de l'*Hamamelis Virginica* (écorces et feuilles).

INDICATIONS. — C'est un régulateur de la circulation veineuse; il est également un hémostatique et son emploi est indiqué dans les affections suivantes: hémoptysie, congestions utérines, phlébite, varices et par-dessus tout hémorroïdes, sur lesquelles il exerce une active très efficace.

DOSES. — XII à XXIV gouttes par jour dans un peu d'eau.

Élixir de Virginie.

COMPOSITION. — Contient les principes actifs des feuilles et de l'écorce de l'*Hamamelis Virginica* et du *Capsicum Brasiliense*.

INDICATIONS. — Maladies du système veineux.

DOSE. — Un verre à liqueur, pur ou coupé d'eau, à chaque repas.

Hamamelidine Logeais.

COMPOSITION, — Contient les deux principes actifs de l'*Hamamelis virginica*, son essence et son tannin.

INDICATIONS. — Varices, hémorroïdes, phlébite, hémorragies.

MODE D'EMPLOI. — XV à XX gouttes, 3 fois par jour, dans un peu d'eau, une demi-heure avant les repas.

Hamameline Roya.

COMPOSITION. — Contient le principe actif de l'*Hamamelis Virginica*.

INDICATIONS. — Hémorroïdes, phlébite, varices.

DOSES ET MODE D'EMPLOI. — 2 à 3 cuillerées à soupe par jour.

Hamamelis Mazza.

Composition. — Extrait obtenu par la distillation de la plante fraîche de l'*Hamamelis Virginica.*

Indications. — Hémorroïdes, varices.

HÉLÉNINE.

Hélénine ferro-ergotinée (Deleporte).

Composition. — L'Hélénine s'extrait de la racine de l'Aunée, plante de la famille des Composées.

Indications. — Leucorrhée.

Doses et mode d'emploi. — 6 pilules par jour.

Pilules héléniennes de Naud.

Indications. — Leucorrhée.

Doses. — 2 pilules avant chaque repas.

Tonique à l'hélénine (Beuvrier).

Indications. — Anémie, dyspepsie, diarrhée chronique, gastralgie.

Doses et mode d'emploi. — Un petit verre avant les deux repas.

HÉMOGLOBINE.

Cachets Crinon à l'hémoglobine.

Composition. — A base d'hémoglobine, obtenue en privant les globules sanguins de l'eau qu'ils contiennent.

On associe à l'hémoglobine les phosphates du sang.

Mode d'action. — Tonique et fortifiant.

Indications. — Anémie et chlorose.

Doses et mode d'emploi. — 4 à 10 cachets par jour, avant ou après le repas.

Dragées Martinet à l'hémoglobine.

INDICATIONS. — Chlorose, troubles de la menstruation.

DOSES ET MODE D'EMPLOI. — 4 à 6 dragées par jour, aux repas.

Hématogène du Dr Hommel.

COMPOSITION. — Hémoglobine liquide, épurée, stérilisée.

INDICATIONS. — Rachitisme, scrofule, anémie.

DOSES ET MODE D'EMPLOI. — Une à deux cuillerées à soupe par jour, avant le repas.

Hémoglobine soluble de V. Deschiens.

COMPOSITION. — Préparée sous la forme de vin, d'élixir, de sirop, de dragées.

INDICATIONS. — Chlorose, anémie; réparation des globules du sang.

DOSES ET MODE D'EMPLOI. — *Élixir :* un verre à liqueur après le repas; *vin :* un verre à madère avant ou après le repas; *sirop :* une cuillerée à soupe avant ou après le repas; *dragées :* de 3 à 6 par jour.

HÉMOSTASINE
ou Lotion antihémorroïdale.

COMPOSITION. — Liquide composé exclusivement de matières végétales.

INDICATIONS. — Il soulage et guérit promptement les hémorroïdes.

MODE D'EMPLOI. — Laver l'anus avec de l'eau froide, sécher avec un linge bien fin et tamponner les hémorroïdes avec un peu de coton hydrophile imbibé de la lotion.

Répéter deux fois par jour.

Si les hémorroïdes ne pouvaient être atteintes par une simple lotion, on prendrait 1/4 de lavement (un verre d'eau) dans lequel on mettrait une cuillerée à café d'hémostasine.

Cette lotion n'est pas grasse et ne tache pas le linge.

HÉMOSTATIQUES.

Eau hémostatique de Tisserand.

COMPOSITION. — Elle contient :

Sang-dragon	1	gramme.
Térébenthine d'Alsace	1	—
Eau	10	—

MODE D'ACTION. — Hémostatique.

Eau de Léchelle.

COMPOSITION. — Association de plantes médicinales.

MODE D'ACTION. — Hémostatique.

DOSES ET MODE D'EMPLOI. — 2 cuillerées à soupe à la fois pour les adultes, et 2 cuillerées à café pour les enfants ; le matin, dans la journée et en se couchant.

On l'emploie à l'extérieur en lotions, injections.

Sirop de Péneau.

COMPOSITION. — Suc d'ortie.

INDICATIONS. — Hémorragies, crachements, saignements de nez.

HISTOPHILINE.

Histophiline Leroux à base de Kola et glycérophosphate de chaux et de soude.

COMPOSITION. — Une cuillerée à café ou 5 grammes correspond à 30 centigrammes de glycérophosphates et aux principes actifs de la noix de Kola titrant 10 centigrammes de caféine.

Mode d'action. — Tonique du système nerveux, excitant musculaire, régulateur du cœur, aliment d'épargne.

Indications. — Indiquée dans le traitement de la chlorose, de l'anémie, de la phosphaturie ; diarrhées rebelles, convalescences difficiles ; dépressions nerveuses ; rachitisme, tuberculose, paralysie, soutient les forces des malades contraints à la diète.

Doses. — Une ou 2 cuillerées à café aux repas, dans un peu d'eau (le produit est granulé).

HUILE DE FOIE DE MORUE.

Émulsion Defresne d'huile de foie de morue iodo-phosphatée.

Composition. — Elle se présente sous l'aspect d'une crème blanche, agréable au goût.

Doses et mode d'emploi. — Elle se délaye dans le lait, le bouillon, le café ou le chocolat. La dose est de une à deux cuillerées à café, deux fois par jour.

Émulsion Saint-André de Codron.

Composition. — Huile de foie de morue, sel marin, et jaune d'œuf.

Émulsion Scott.

Composition. — Huile de foie de morue, combinée à de la glycérine et aux hypophosphites de chaux et de soude :

Huile de foie de morue	15 gr.
Hypophosphite de chaux	0 — 30
Hypophosphite de soude	0 — 15
Glycérine	Q. S. pour faire 30 gr. d'émulsion.
Eau	
Gomme, essences	

INDICATIONS. — Affections scrofuleuses, phtisie au début, rachitisme, lymphatisme.

DOSES. — L'émulsion Scott, aux mêmes doses que l'huile de foie de morue simple, est deux fois plus efficace que celle-ci.

Aux adultes, donner progressivement de 1 cuillerée à café à 1 cuillerée à bouche, 3 fois par jour après chaque repas. Aux enfants, donner 1 cuillerée à café ou 1 cuillerée à dessert de la même façon.

Gadoléine.

INDICATIONS. — Laryngite, phtisie, scrofule.

Huile de Hogg.

COMPOSITION. — Extraite de foies frais de morue. Elle contient de l'iode, du brome, du phosphore et des principes organiques : oléine, margarine, etc.

INDICATIONS. — Rachitisme, lymphatisme.

DOSES ET MODE D'EMPLOI. — 2 à 4 cuillerées à soupe par jour.

Huile de foie de morue aromatisée (Duquesnel).

COMPOSITION. — On mélange :

Huile de foie de morue ambrée....	100	grammes.
Essence d'eucalyptus..............	1	—

Le mélange n'a ni la saveur ni l'odeur de l'huile de foie de morue : il ne laisse dans la bouche que le goût d'eucalyptus.

Huile de foie de morue de Peter Möller.

COMPOSITION. — Extraite des foies de morue frais, et préparée au contact d'un gaz inerte, l'acide carbonique.

INDICATIONS. — Rachitisme, scrofule.

Huile de foie de morue de Berthé.

Composition. — Préparée avec des foies frais.
Indications. — Rachitisme, scrofule.

Morrhuol de Chapoteaut.

Composition. — Produit obtenu en épuisant l'huile de foie de morue par de l'alcool à 90°. Ce dernier séparé de l'huile et distillé donne le morrhuol qu renferme les principes actifs de l'huile de foie de morue, sauf la partie grasse. Chaque capsule ronde contient 0 gr. 20 de morrhuol, correspondant à 5 grammes d'huile.

Doses et mode d'emploi. — 3 à 6 capsules, pour les adultes, au repas.

HUILE DE FOIE DE MORUE.
HUILE DE FOIE DE MORUE CRÉOSOTÉE.

Capsules Oberlin à l'huile de foie de morue.
Capsules Oberlin à l'huile de foie de morue créosotée.

Une des principales difficultés rencontrées dans l'administration de l'huile de foie de morue, de l'huile de foie de morue créosotée et de l'huile de ricin, est occasionnée par le goût nauséeux et désagréable de ces médicaments.

Composition. — Avec les Capsules préparées par A. Oberlin, et formées d'une enveloppe élastique, les malades peuvent, grâce à l'élasticité et à la complète solubilité de ces capsules, absorber 20 ou 30 fois plus de médicaments qu'avec celles fabriquées jusqu'à ce jour.

Les Capsules d'huile de foie de morue renferment chacune soit une cuillerée à thé ou une cuillerée café d'huile ; elles se prennent à la dose d'une à deux capsules tous les jours et plus; soit 4 à 5 grammes d'huile de foie de morue.

Les Capsules d'huile de foie de morue créosotée contiennent 10 à 20 centigrammes de créosote pure de bois de hêtre et 4 à 5 grammes d'huile; elles peuvent se prendre sans dégoût et à forte dose d'huile de foie de morue, créosotée ou non.

INDICATIONS THÉRAPEUTIQUES. — Les Capsules d'huile de foie de morue créosotée sont faciles à digérer et sont consommées en grande quantité par des explorateurs de l'Afrique centrale, qui y trouvent un aliment réparateur devenu antiseptique des voies digestives par la créosote et qui peut dans bien des cas suppléer à toute autre alimentation.

MODE D'EMPLOI. — Ces Capsules s'avalent très facilement à l'aide d'une gorgée d'eau.

HUILE DE GABIAN.

Capsules Gardy.

COMPOSITION. — L'huile de gabian est un produit naturel.

INDICATIONS. — Catarrhe des vieillards.

DOSES ET MODE D'EMPLOI. — 2 à 4 capsules avant chaque repas.

HUILE DE GENÉVRIER.

Capsules Vial.

COMPOSITION. — Huile de genévrier, obtenue par distillation et combustion mixte des baies et du bois de genévrier oxycèdre.

INDICATIONS. — Coliques néphrétiques et hépatiques, gravelle, goutte.

DOSES ET MODE D'EMPLOI. — 4 à 6 capsules par jour au milieu des repas.

HYDROCOTYLE ASIATICA.

Granules et sirop de Lépine.

INDICATIONS. — Lèpre, dartres, rhumatismes.

DOSES ET MODE D'EMPLOI. — Les *granules* s'administrent dans une cuillerée d'eau à la dose de 2 à 12 par jour, et le *sirop* se donne délayé dans une tasse d'eau tiède, à la dose de 2 à 6 cuillerées par jour.

HYPNAL.

Élixir d'hypnal (Claron).

COMPOSITION. — Chloral et antipyrine combinés : dosé à un gramme par cuillerée.

INDICATIONS. — Migraines, névralgies.

DOSES ET MODE D'EMPLOI. — Se donne comme le chloral et aux mêmes doses : un gramme d'hypnal, renfermant 0,55 de chloral et 0,45 d'antipyrine, produit plus d'effet qu'un gramme de chloral.

Hypnal Bonnet.

COMPOSITION. — Mélange de chloral hydraté et d'antipyrine.

INDICATIONS. — Insomnies, dues à la douleur et à la toux.

DOSE. — 1 gramme.

HYPOPHOSPHITE DE CHAUX.

Émulsion de Hogg.

COMPOSITION. — A base d'hypophosphite de chaux et de soude.

INDICATIONS. — Maladies de poitrine.

Sirop de Fellows.

Composition. — Potasse et chaux, quinine et strychnine, phosphore.

Indications. — Phtisie, anémie, rachitisme.

Doses. — Une cuillerée à café avant le repas, dans un quart de verre d'eau.

Sirop d'hypophosphite de chaux du Dr Churchill.

Composition. — Phosphore et chaux.

Indications. — Maladies de poitrine.

Mode d'emploi. — Une cuillerée dans de l'eau, après chaque repas.

ICHTHYOL.

Composition. — Corps d'apparence goudronneuse, soluble dans l'eau et dans un mélange d'alcool et d'éther, miscible aux graisses et aux huiles, qu'on tire d'un minerai du Tyrol, riche en poissons fossiles, en traitant ce minerai par l'acide sulfurique concentré et le carbonate de soude.

Indications. — Maladies des femmes, chlorose, maladies de la peau.

Mode d'emploi. — En pommade et en solution aqueuse ou éthéro-alcoolique, contenant 5 à 50 p. 100 de substance active.

IODE.

Vin Girard (iodotannique phosphaté).

Composition. — Il contient pour 30 grammes, 5 centigrammes d'iode en combinaison végétale avec le tannin, et 50 centigrammes de lacto-phosphate de chaux, le tout combiné dans un excipient savoureux, dans un vin stimulant et fortifiant, modérément alcoolique. Il est agréable au goût.

Mode d'action. — L'iode purifie le sang, combat le vice strumeux et résout les exsudats pathologiques (Germain Sée).

Le tannin, outre qu'il annihile les propriétés irritantes de l'iode, est le stimulant héroïque de l'entrophie organique, le transformateur des leucocytes en hématies, le résolutif des adénopathies, le spécifique de la scrofule et de la chloro-anémie (Hérard).

Le lacto-phosphate de chaux soluble est le réparateur analeptique par excellence, le formateur des tissus osseux et musculaire, le rénovateur de l'assimilation.

Indications. — Le vin Girard est indiqué chez les sujets atteints de *dépression vitale*, d'*épuisement idiopathique héréditaire ou acquis*, de *misère physiologique*.

Il est spécifique du *lymphatisme* et de la *scrofule*, le succédané et l'adjuvant de l'huile de foie de morue, pour la guérison des manifestations *strumeuses*, *tuberculeuses*, *rachitiques* ; il est par le phosphore qu'il contient un puissant remède de la *phtisie*.

Il combat l'*anémie* et la *chlorose*, les *maladies de croissance*, les accidents de la *convalescence*, la *susceptibilité nerveuse* et le *nervosisme*. Il est employé comme curatif et préventif des *métrites*, des *leucorrhées*, etc.

Il constitue une véritable cure de réduction contre l'*obésité*, dans les *affections arthritiques*, l'*asthme*, le *rhumatisme chronique*, le *diabète*, l'*albuminurie*, les *dermatoses* et la *syphilis constitutionnelle*.

Doses et mode d'emploi. — Pour un adulte, 2 à 3 verres à madère par jour. — Pour un enfant, 2 à 4 cuillerées à bouche par jour. — Pour un enfant au-dessous de huit ans, 2 à 4 cuillerées à dessert par jour, à prendre avant ou après le repas.

Sirop iodotannique phosphaté de Girard.

COMPOSITION. — Mêmes éléments médicamenteux et mêmes dosages que le Vin Girard.

INDICATIONS. — Le Sirop remplace le Vin, lorsque le Vin est contre-indiqué, par exemple dans les cas de susceptibilité des voies gastro-intestinales.

Il s'emploie surtout dans la médecine infantile, contre la scrofule, le rachitisme, la croissance difficile, la faiblesse générale, etc.

DOSES ET MODE D'EMPLOI. — 2 à 3 cuillerées à bouche, selon l'âge.

IODE.

Iodures Laroze à base de Sirop Laroze d'écorces d'oranges amères.

Dès sa première expérimentation faite par Trousseau contre la syphilis constitutionnelle, l'iodure de potassium s'est trouvé placé au premier rang des agents médicamenteux, grâce aux travaux et aux essais cliniques qu'a provoqués l'étude de chacune de ses propriétés.

Les désordres inévitables qui résultent de l'action irritante de l'iodure de potassium sur la paroi du tube digestif, ont amené les expérimentateurs à chercher un mode d'administration de l'iodure, susceptible de supprimer ces accidents. C'est à MM. Nélaton et Ricord que revient l'idée ingénieuse d'associer l'iodure de potassium avec le Sirop d'écorces d'oranges amères, dont l'action spéciale sur la sécrétion du suc gastrique parvient à combattre l'état dyspeptique que provoque le traitement ioduré.

Les bons résultats obtenus par cette association n'ont fait que confirmer les avantages encore plus certains qui résultent de l'emploi du *Sirop Laroze d'écorces d'oranges amères* pour la tolérance absolue *de l'iodure.*

De plus, exactement dosé dans le Sirop Laroze, l'iodure de potassium est à l'état de pureté chimique, c'est-à-dire complètement débarrassé de toute trace de chlorure et de bromure de potassium, d'iodate et de carbonate de potasse que renferment souvent les iodures du commerce.

Il en est de même pour les autres *Sirops Laroze iodurés*, à savoir :

Les *Sirops Laroze* à l'*iodure de sodium*, à l'*iodure de strontium* et au *proto-iodure de fer.*

Composition. — Ces sirops renferment exactement 50 centigrammes d'iodure par cuillerée à bouche, à l'exception du Sirop au proto-iodure de fer qui renferme 5 centigrammes de proto-iodure par cuillerée à bouche.

Indications. — Les *Sirops Laroze iodurés* répondent à toutes les indications des iodures : *affections scrofuleuses, cancéreuses, accidents syphilitiques, maladies du cœur, asthme*, etc.

Doses et mode d'emploi. — Le médecin doit seul régler l'usage de ces différents sirops iodurés. Ils se prennent purs ou mieux délayés dans un demi-verre d'eau, la division de l'iodure dans un liquide quelconque facilite beaucoup son assimilation.

IODE.

Vin Gaulois de Jouisse (d'Orléans)

Composition. — Médicament iodo-phosphaté, auquel sont combinés le tannin et la chaux comme toniques et reconstituants.

Préparation bien définie, claire, agréable à prendre.

INDICATIONS THÉRAPEUTIQUES. — Affections du *tissu cellulaire* (affections de la peau); du *tissu osseux* (ostéite, périostite, mal de Pott, rachitisme, etc.); *du système lymphatique* (engorgements ganglionnaires, scrofules), etc.; cachexies.

MODE D'EMPLOI ET DOSES. — Par sa composition, un flacon de *Vin Gaulois* équivaut aux principes actifs de cinq litres d'huile de foie de morue, c'est-à-dire qu'une cuillerée à café de Vin remplace avantageusement une grande cuillerée à soupe d'huile.

IODE.

Sirop iodo-tannique de Guilliermond.

COMPOSITION. — 30 grammes de ce sirop, très agréable à prendre et d'une conservation indéfinie, renferment 5 centigrammes d'iode en une combinaison végétale (tannin), qui masque entièrement les propriétés irritantes de ce produit.

INDICATIONS. — Ce sirop, qui est le meilleur succédané de l'huile de foie de morue et le plus ancien des produits iodo-tanniques, rend à la thérapeutique les plus grands services, dans les cas suivants : *affections pulmonaires, lymphatisme, faiblesse générale, menstruation difficile, albuminurie.*

DOSES ET MODE D'EMPLOI. — Pour un adulte, 3 à 4 cuillerées à soupe par jour; pour un enfant, 2 cuillerées à soupe; au-dessous de 7 ans, 2 cuillerées à café, matin et soir.

IODE.

Vin Nourry Iodotané
succédané des iodures et de l'huile de foie de morue.

COMPOSITION. — 5 centigr. d'iode combinés à 10 centigr. de tannin par cuillerée à soupe de Vin de Liqueur. Cette dose correspond à 75 centigr. d'iodure de potassium et équivaut, au point de vue de l'iode, à 10 fois son volume d'huile de foie de morue.

Mode d'action. — A cause de sa formule simple, ne subit aucune réaction secondaire et conserve toujours son efficacité initiale pour les substances protéiques. C'est à la transformation de son iode dans l'économie en iodalbumine qu'est due la tolérance absolue des voies digestives, l'absence d'iodisme. L'élimination lente qui en résulte assure le maximum d'efficacité. Excitant des voies digestives et de la nutrition interstitielle, il détermine rapidement l'assimilation du phosphore et du fer alimentaires, sans fatigue pour l'estomac.

Indications. — D'une façon générale, toutes les maladies dues à un ralentissement de nutrition et les convalescences des maladies infectieuses, — mais plus particulièrement lymphatisme, anémie, aménorrhée, affections pulmonaires, syphilis, dermatoses, artério-sclérose et rhumatismes.

Doses. — Adultes, une cuillerée à soupe ; enfants, une cuillerée à café : deux fois par jour.

Coton iodé du Dr Méhu préparé par J. Thomas.

Indications. — Maux de gorge, enrouements, bronchites.

Mode d'action. — Révulsif, dont on peut graduer les effets.

Coton iodé de Laprade.

Composition. — Coton fortement imprégné d'iode.

Indications thérapeutiques. — C'est un révulsif unique en son genre, pour la guérison des bronchites, rhumatismes, névralgies, lumbagos, engorgements de la plèvre, des articulations, des ganglions, etc.

Mode d'emploi. — A l'aide de couches plus ou moins épaisses, on obtient tous les effets révulsifs depuis la simple rougeur de la peau jusqu'à la vésication.

Élixir Deret biiodé.

Composition. — A base d'iodotannate de mercure. Une cuillerée à soupe contient l'équivalent de 5 milligrammes de biiodure de mercure.

Indications. — Affections syphilitiques, maladies cutanées.

Doses. — *Enfants :* d'une demi à une cuillerée à café. *Adultes :* une cuillerée à soupe deux fois par jour.

Iode diastasé de Baud.

Composition. — Petites dragées, dont le centre est une graine de cresson, qui s'est gonflée de diastase par la germination, sous l'action d'une solution d'iodure.

Mode d'action. — L'assimilation est facilitée par la suppression des salivations et des maux d'estomac.

Papier Eymonnet.

Composition. — Application de l'iode à l'état naissant.

Mode d'action. — Révulsif instantané.

Papier Gautier.

Composition. — Préparé avec l'iode naissant.

Mode d'action et mode d'emploi. — S'en servir lorsque l'on a besoin de prescrire l'iode : c'est un révulsif énergique. Suivant la durée d'application, il produit une révulsion simple ou une vésication.

Sirop de raifort iodé de L. Pommier.

Composition. — Préparé par la réaction directe de

l'iode sur les plantes fraîches, et non pas en versant quelques gouttes de teinture d'iode dans un sirop antiscorbutique.

Indications. — Tous les cas où le sirop antiscorbutique est indiqué.

Doses et mode d'emploi. — Par jour, deux cuillerées (à soupe, à dessert ou à café), selon l'âge de l'enfant.

Sirop de Grimault, au raifort iodé.

Composition. — Combinaison de l'iode avec le suc des plantes antiscorbutiques : 5 centigrammes d'iode par cuillerée à bouche.

Mode d'action. — Dépuratif.

Indications. — Lymphatisme, rachitisme.

Doses et mode d'emploi. — Une cuillerée à bouche deux fois par jour.

Vin de coca iodé (Detray).

Composition. — 30 grammes contiennent 5 centigrammes d'iode.

Indications. — Lymphatisme, scrofule, menstruation difficile.

Doses et mode d'emploi. — *Enfants* : 4 cuillerées à café par jour; *adultes* : 4 cuillerées à bouche par jour, au début ou au milieu des repas.

Vin tannique de Bagnols-Saint-Jean.

Composition. — A base d'iode et de tannin.

Indications. — Débilité, chlorose, phtisie, rhumatisme chronique, dyspepsie.

Vin et pilules iodo-phosphatés du Dr Foy.

Composition. — Iode et phosphates.

Indications. — Phtisie.

Vin iodé de Moride.

COMPOSITION. — A base d'iode (1 gr. par litre); contient les principes essentiels de l'huile de foie de morue.

INDICATIONS. — Anémie, lymphatisme, gourmes.

IODOFORME.

Capsules Cognet à l'eucalyptol absolu iodoformo-créosoté.

Voyez *Créosote*, p. 82 et *Eucalyptol*, p. 101.

Capsules Boëtte.

COMPOSITION. — Dosées à 5 centigrammes d'iodoforme et de créosote pure.

INDICATIONS. — Tuberculose, bronchites chroniques.

DOSES ET MODE D'EMPLOI. — 2 à 4 capsules par jour, aux repas.

Di-Iodoforme Taine.

COMPOSITION. — Le di-iodoforme s'obtient en traitant l'acétylène periodé par l'iode en excès.

INDICATIONS. — Anesthésique, désinfectant, antiscrofuleux, cicatrisant, dans les chancres et plaies.

MODE D'EMPLOI. — Poudre ou pommade appliquées directement.

IODURE D'ÉTHYLE.

Ampoules Boissy à l'iodure d'éthyle.

INDICATIONS. — Asthme.

DOSES ET MODE D'EMPLOI. — Chaque ampoule représente une dose à employer en inhalations.

IODURE DE FER.

Pilules et Sirop à l'iodure ferreux inaltérable de Blancard.

Composition. — De tous les médicaments dont l'emploi est consacré par l'expérience et par la faveur des médecins, l'iodure de fer est certainement l'un des plus précieux; les nouvelles découvertes faites en thérapeutique ont encore affirmé son action énergique et curative.

1° *Pilules.* — L'instabilité de l'iodure de fer a, pendant un certain temps, empêché l'usage de ce médicament. Le procédé ingénieux de M. Blancard, qui a obtenu l'approbation de l'Académie de médecine, a permis de conserver ce sel d'une manière presque indéfinie et a donné aux praticiens un produit toujours identique.

La solubilité de l'iodure de fer est assurée par la ténuité de l'enveloppe protectrice, par l'humidité et les sucs qui existent dans les organes digestifs; l'iode est mis en liberté et laisse, à l'état naissant, le fer rendu parfaitement assimilable.

Aussi tous les malades supportent-ils la médication iodo-ferrugineuse sans trouble et sans fatigue.

2° *Sirop.* — Le Sirop est prescrit pour les enfants et les personnes ne pouvant absorber les médicaments sous forme pilulaire.

Indications. — Les *Pilules* et le *Sirop* d'iodure de fer de Blancard sont particulièrement employés dans les affections que détermine la cachexie scrofuleuse *tumeurs, humeurs froides*), dans la chlorose, la leucorrhée, l'aménorrhée, la syphilis constitutionnelle, l'anémie, etc., etc.

Doses et mode d'emploi. — Chaque Pilule contient 0,05 centigrammes d'iodure ferreux et chaque cuillerée à soupe de Sirop, 0 gr. 10.

La première semaine, on prend une Pilule ou une demi-cuillerée à soupe de Sirop, matin et soir.

La 2e semaine, une Pilule ou une demi-cuillerée de Sirop le matin et deux Pilules ou une cuillerée à soupe de Sirop le soir.

La 3e semaine, deux Pilules ou une cuillerée à soupe de Sirop, matin et soir.

Les enfants et les personnes délicates commencent par des doses plus faibles.

IODURE DE FER.

Dragées et Sirop de proto-iodure de fer de F. Gille.

Composition. — Le proto-iodure de fer est un protosel. Il se présente en paillettes verdâtres solubles dans l'eau.

Sa préparation est très délicate. La difficulté d'obtenir le proto-iodure de fer à l'état pur et de le conserver inaltéré, oblige à recourir à des modes spéciaux de préparation. Les auteurs du *Dictionnaire Jaccoud* (1) recommandent le *Sirop* et les *Dragées de proto-iodure de fer de Gille.*

Indications. — Le proto-iodure de fer agit à la fois par son fer et par son iode.

Par son fer, le proto-iodure constitue un remède actif contre toutes les causes d'affaiblissement et d'altération du sang. Contre la chlorose, il peut être considéré comme un remède spécifique. MM. Dieulafoy(2), Luzet (3), le citent comme le meilleur des anti-chlorotiques. Contre les anémies secondaires, il a encore une action bienfaisante. C'est ainsi qu'on l'emploiera contre l'anémie qui résulte des grandes hémorragies,

(1) Barallier, *Dict. de Méd. de Jaccoud*, art. Iode, t. XIX, p. 382 — Hirtz, *Idem*, art. Fer, t. XV, p. 589.

(2) Dieulafoy, *Manuel de pathologie interne*, t. II, p. 127.

(3) Luzet, *La chlorose*. Paris, 1892, p. 206.

contre celle qui suit les intoxications par l'oxyde de carbone, l'hydrogène sulfuré, ou le phosphore, contre celle qui est consécutive aux grandes maladies fébriles comme chez les convalescents, contre l'anémie du cancer, de l'infection paludéenne et de la maladie syphilitique. Dans tous ces cas, il aidera à la reconstitution de globules nouveaux et augmentera la richesse du sang.

L'iode de son côté trouve son indication dans le lymphatisme, la scrofule, la tuberculose, les goitres simple ou exophtalmique ; il n'est pas moins indiqué que le fer, dans la syphilis, en sorte que l'on a pu dire que l'iodure de fer était destiné à détruire l'iodure de potassium dans le traitement de la syphilis, puisque, au point de vue iode, il est aussi actif que lui, et puisqu'il y ajoute l'action du fer.

Le proto-iodure de fer échappe au reproche que l'on a fait si souvent aux autres préparations ferrugineuses de n'être pas digérées, ni assimilées. Tandis que les autres ferrugineux colorent les selles en noir, et s'y retrouvent en partie, le proto-iodure de fer ne colore pas les selles et ne s'y retrouve pas. Il ne provoque, en outre, aucun trouble digestif.

Doses et mode d'emploi. — 1° *Dragées*. — Les prendre au milieu ou à la fin du repas, 2 à 4 par jour, aux enfants de 8 à 14 ans ; 4 à 6 aux adolescents et aux adultes.

2° *Sirop*. — Le prendre à la fin du repas : 1 à 2 cuillerées à dessert aux enfants de 2 à 4 ans ; 1 à 2 cuillerées à bouche, de 4 à 8 ans.

IODURE DE FER.

Bulles glutineuses à l'iodure de fer quassine Manya

Composition. — Chaque bulle contient :

Protoiodure de fer (en solution)	0 gr. 05
Quassine amorphe	0 — 01

Mode d'action. — L'enveloppe de gluten joue le rôle de dialyseur et laisse peu à peu s'échapper le médicament en solution dans la bulle ; l'absorption se fait donc lentement et l'estomac ne souffre pas de l'administration de l'iodure de fer.

L'iodure a des propriétés toniques et antiscrofuleuses ; la quassine stimule les forces, augmente la sécrétion des glandes digestives et facilite l'excrétion des sécrétions normales.

Indications. — Prescrire ces bulles dans les cas d'anémie, chlorose, scrofule, leucorrhée ; cette préparation ne noircit pas les dents.

Doses et mode d'emploi. — Chaque bulle correspond à une demi-cuillerée à bouche de sirop d'iodure de fer du Codex.

IODURE DE FER.

Dragées d'iodure de fer et de manne de Foucher (d'Orléans).

Composition. — Elles contiennent :

Iodure de fer	0 gr. 04
Manne en larmes	0 — 25

Ces dragées possèdent les qualités des préparations martiales reconstituantes, sans avoir le défaut d'entraîner la constipation. Administration facile, aspect agréable.

Indications. — Anémie, chlorose, leucorrhée.

Doses. — 2 à 3 dragées par jour, aux repas.

IODURE DE FER.

Sirop Philipon, ioduro-ferro-phosphaté, anti-anémique et reconstituant.

Le Sirop Philipon constitue un médicament complet.

Composition. — Chaque cuillerée à soupe contient 0 gr. 10 d'iodure de fer et 0 gr. 50 de phosphate de chaux soluble. Il est inaltérable.

Indications. — Son emploi est tout indiqué pour les tempéraments anémiques, lymphatiques, rachitiques et scrofuleux. Il aide à la formation des os, et convient surtout aux jeunes enfants et aux adolescents dont la croissance est lente et difficile.

Il est aussi des plus utiles aux personnes convalescentes ou fatiguées.

Pilules Cronier.

Composition. — Iodure de fer et quinine.

Indications. — Fièvres paludéennes pernicieuses.

Doses. — 2 à 8 pilules, par jour, selon l'âge.

Bulles glutineuses de Cornu.

Composition. — 5 centigrammes d'iodure de fer en solution correspondent à une demi-cuillerée à bouche de sirop d'iodure de fer du Codex.

Indications. — Anémie.

IODURE DE POTASSIUM.

Dragées d'iodure de potassium purifié de Foucher (d'Orléans).

Composition. — Les iodures de potassium du commerce contiennent tous, ou à peu près tous, des matières étrangères, notamment des iodates qui produisent souvent des accidents qu'a signalés le Dr Melsens, professeur à la Faculté de Bruxelles. Pour obvier à ces inconvénients, sur le conseil de ce savant professeur, M. Foucher calcine son iodure sur du fer, par des procédés spéciaux, ce qui le rend absolument pur, avant de le convertir en dragées ; c'est pourquoi nous conseillons ces dragées.

Indications. — Scrofule, Syphilis.

Dans les cas où l'iodure de potassium est jugé trop fort, on pourra prescrire les dragées d'iodure de sodium.

Doses. — Chaque dragée contient 0 gr. 25 de sel potassique. Donner 4 à 5 dragées par jour, aux repas.

Vin cardiaque du Dr Saison.

Composition. — Ce vin renferme du sulfate de spartéine, de la convallamarine et de l'iodure de potassium.

Indications. — Affections du cœur et de la respiration.

Doses et mode d'emploi. — *Adultes:* 2 cuillerées à soupe, matin et soir. *Enfants:* 2 cuillerées à café, matin et soir.

IODURE DE SODIUM.

Sirop Boissy.

Composition. — 50 centigrammes par cuillerée à bouche.

Indications. — Asthme, aortite, rhumatisme.

IPÉCACUANHA.

Sirop pectoral incisif de Deharambure.

Composition. — C'est le sirop de Desessartz, un peu modifié.

Indications. — Coqueluche.

KAVA.

Pilules de Kava.

Composition. — Le kava (*Piper methysticum* Forst.), poivrier des îles de la mer du Sud, est une plante de la famille des Pipéracées, dont l'action thérapeutique réside dans son oléo-résine et son principe cristallisable, la kavahine.

INDICATIONS. — Blennorragie urétrale, leucorrhée vaginale.

DOSES ET MODE D'EMPLOI. — De 8 à 12 pilules par jour, à une heure des repas.

Kava du Dr Labarthe.

COMPOSITION. — A base de kava.
MODE D'ACTION. — Sudorifique.
INDICATIONS. — Blennorragie.

KÉLÈNE.

Voyez *Chlorure d'éthyle*, page 62.

KÉPHIR.

Pulvo-képhir.

COMPOSITION. — Poudre contenant de l'acide lactique, de la diastase et des peptones; elle permet de préparer soi-même le képhir, lait diastasé.

INDICATIONS. — Alimentation des dyspeptiques et des tuberculeux.

MODE D'ACTION. — *Képhir n° I* : laxatif; *n° II* : alimentaire; *n° III* : constipant.

KOLA.

Élixir de Kola-Bâh-Natton. — Extrait fluide de Kola-Bâh-Natton. — Pilules de Kola-Bâh-Natton. — Saccharolé ou Kola-Bâh granulée Natton. — Vin de Kola-Bâh-Natton.

COMPOSITION. — Les produits de Kola-Bâh-Natton renferment, rigoureusement dosés, tous les principes actifs utiles de la noix de Kola, graine d'un grand arbre de la famille des Sterculiacées, le *Sterculia acuminaca*, originaire de l'Afrique occidentale.

La Kola-Bâh, par la caféine et la théobromine qu'elle renferme en plus grande quantité que le café et le thé, a une action directe, immédiate et certaine sur le cœur et la circulation qu'elle régularise et tonifie.

Elle contient en outre du tannin, du rouge de Kola, de la matière grasse, de la glycose et d'autres substances dont l'action complète les effets de la caféine et de la théobromine.

Indications. — La Kola-Bâh est un modérateur de la nutrition et un médicament d'épargne, c'est un anti-déperditeur, possédant la propriété de favoriser l'activité intellectuelle, d'augmenter sensiblement l'énergie physique, de diminuer la fatigue et l'essoufflement des marches et des travaux pénibles et prolongés et de pouvoir retarder l'heure du repas et même supporter les plus grandes privations.

Mais à cela vient encore s'ajouter une action réparatrice qui place la Kola-Bâh au-dessus des toniques usuels, au-dessus même du quinquina pour la rapidité des effets et pour la tolérance médicamenteuse.

Employée, avec succès, dans la convalescence des maladies aiguës : fièvres typhoïdes, fièvres paludéennes, influenza, variole, scarlatine, rougeole, choléra, etc., la Kola-Bâh relève les malades, revivifie leurs forces et rend la guérison plus rapide.

A ce titre, elle est conseillée dans les opérations chirurgicales, dans les affections graves et longues : l'anémie, la chlorose, la phtisie, le rachitisme, la scrofule, le diabète, l'albuminurie, la phosphaturie, la neurasthénie, etc.

Elle se recommande aussi dans les grossesses difficiles et dans les suites de couches.

Dans les règles difficiles, dans les pertes blanches, elle ramène l'équilibre de la menstruation.

Les préparations de Kola-Bâh-Natton ont également donné les meilleurs résultats dans le choléra.

C'est un excellent modificateur de tous nos organes : elle a une action puissante dans les névralgies et la migraine, pour prévenir les accès et combattre la douleur ; elle guérit et prévient les affections de la respiration et celles du tube digestif.

En résumé, la Kola-Bâh rend les plus grands services dans tous les cas où l'économie débilitée par une cause quelconque, a besoin d'être reconstituée.

Le Dr Dujardin-Beaumetz (1) préconise la Kola comme toni-nutritif, dans l'asystolie cardiaque, la diarrhée atonique, etc.

Le Dr Monnet (2) considère la Kola-Bâh comme un puissant tonique du cœur, comme un régulateur assuré du pouls et de la diurèse, un stimulant des fibres lisses, un reconstituant dans les pyrexies graves, la tuberculose, les cachexies, l'influenza, etc.

Le Dr H. Huchard a beaucoup insisté sur la Kola-Bâh, médicament tonique du cœur. Il l'a aussi préconisée comme un puissant antineurasthénique.

Le Dr Cunéo a fait, dans les hôpitaux de la marine, des recherches cliniques sur l'action de la Kola contre les diarrhées coloniales. Les résultats ont été merveilleux.

Doses et mode d'emploi. — *Élixir de Kola-Bâh* : Chaque verre à liqueur de 25 grammes renferme tous les principes actifs utiles de noix de Kola fraîche titrée ; 5 grammes par verre à liqueur ou à madère.

On le prend pur ou étendu d'eau, à la dose de 2 à

(1) Dujardin-Beaumetz, *Société de thérapeutique*.
(2) Monnet, *Thèse de Paris*, 1884.

6 verres à liqueur par jour. — Demi-dose pour les enfants. — De préférence après les repas.

Extrait fluide de Kola-Bâh : représentant le double de son poids de Kola fraîche, préféré dans les affections cardiaques et quand les préparations alcooliques sont contre-indiquées. X à XL gouttes dans un peu d'eau sucrée, 2 à 6 fois par jour.

Pilules de Kola-Bâh : dosées à 10 centigrammes d'extrait hydroalcoolique et 10 centigrammes de poudre de Kola. 2 à 15 pilules par jour. Diarrhées rebelles, dysenterie, etc.

Saccharolé soluble : représentant le double de son poids de Kola fraîche. 2 à 3 cuillerées à café par jour, pur, dans du vin ou dans tout autre liquide.

Vin : Chaque verre à madère renferme tous les principes actifs, utiles, de 5 grammes de noix de Kola fraîche titrée. 2 à 4 verres à madère par jour. — Demi-dose pour les enfants. S'administre avant ou après les repas.

KOLA.

Vin, Pilules, Pastilles au phospho-kola Muthelet.

Composition. — Ces produits renferment les principes condensés de la kola, du coca et du quinquina, associés au glycéro-phosphate de chaux.

Indications. — Le phospho-kola est tonique et reconstituant et, à ce titre, il est indiqué pour combattre le *lymphatisme* sous toutes ses formes.

Parmi les nombreuses applications où il sera conseillé avec avantage, nous citerons : les convalescences qui seront considérablement abrégées; les diabétiques dont le sucre diminue bientôt; les grossesses dont la durée se passera sans lassitude, ni crises d'essoufflement.

Dans toutes les affections graves : l'anémie, la

chlorose, le rachitisme, la scrofule, la tuberculose, la croissance, la débilité, le lymphatisme, les affections du cœur, le surmenage physique et intellectuel, l'albuminurie, la neurasthénie, l'épuisement prématuré, etc.

Enfin, le phospho-kola remplit le rôle de l'huile de foie de morue si difficilement supportée par les enfants et les grandes personnes elles-mêmes : car cette préparation est un histogénétique préférable à tous égards à l'huile de foie de morue qui agit plutôt par les matières grasses que par l'iode qu'elle renferme à des doses infinitésimales, et qui ne sert en somme qu'à la combustion respiratoire.

Doses et mode d'emploi. — *Vin.* — Un verre à liqueur au commencement de chaque repas; une cuillère à soupe pour les enfants.

Pilules. — 4 pilules à chaque repas ; 1 à 2 aux enfants.

Pastilles. — 5 à 15 par jour. Ces dernières sont très employées par les touristes, vélocipédistes, marcheurs, etc., auxquels elles redonnent de la vigueur et chez lesquels elles empêchent l'essoufflement; par les avocats, artistes dramatiques et lyriques qui retrouvent avec elles la sonorité et l'ampleur de leur voix.

KOLA.

Vin Ecalle, tonique et reconstituant à la Kola et à la Coca.

Composition. — Un verre à madère contient :

Kola	0 gr. 60
Coca	0 — 60

Les principes réunis de la noix de Kola et de la feuille de Coca, joints à l'action d'un vin tannique d'un degré alcoolique très faible, et par lui-même des plus fortifiants, font de cette préparation le plus efficace, le plus agréable et le moins irritant des toniques et des stimulants.

Indications. — Se recommande surtout dans l'*anémie*, la *chlorose*, les *convalescences* longues et difficiles, la *débilité générale*, les *troubles digestifs*, les *maladies du cœur* et *du système nerveux*, le *surmenage* physique et intellectuel, les *affections du larynx*, etc.

Doses et mode d'emploi. — Un verre à madère avant ou après les deux principaux repas, pur ou additionné d'eau. — Pour les enfants, un verre à liqueur suffit.

KOLA.

Kola-fer Trouette.

Composition. — Élixir à base de noix de kola et de peptonate de fer.

Indications. — Neurasthénie, anémie, chlorose, convalescence, formation des jeunes gens.

Doses. — Un petit verre à liqueur aux repas.

KOLA.

Kola granulée Vigier.

Composition. — Une cuilllerée à café représente 2 grammes de kola.

Indications. — Anémie, chlorose, dyspepsie, affections cardiaques.

Doses. — Une à deux cuillerées à café.

Élixir de Kola-Coca Vigier.

Doses. — Un verre à liqueur.

Élixir digestif Gauthier Robert.

Composition. — A base de kola, pepsine, pancréatine et diastase.

INDICATIONS. — Aigreurs, maux d'estomac.

Élixir Coupard.

COMPOSITION. — A base de noix de kola.

INDICATIONS. — Anémie, chlorose; c'est un aliment d'épargne antidéperditeur.

DOSES ET MODE D'EMPLOI. — Un verre à liqueur après le repas, pour les adultes; un demi-verre, pour les enfants.

Kola Casthelaz.

MODE D'EMPLOI. — *Kola comprimée* en dragées. — *Kola wine*.

Kola Chapotot.

COMPOSITION. — Contient les principes actifs de la kola : caféine, théobromine, rouge de kola, tannin.

MODE D'ACTION. — Tonique, apéritif, régulateur du cœur.

Kola Roy.

INDICATIONS. — Anémie, chlorose.

DOSES ET MODE D'EMPLOI. — 2 à 4 cuillerées à café par jour aux repas.

Kola granulée Bouty.

INDICATIONS. — Débilité, maladies du cœur, neurasthénie.

MODE D'EMPLOI. — 1 cuillerée à café, avant chaque repas.

Kola granulée Monavon.

COMPOSITION. — 1gr,20 de noix de kola vraie par cuillerée à bouche, en *vin* et par cuillerée à café, en *élixir*.

Indications. — Atonie générale, débilité, convalescence.

Mode d'emploi. — Élixir, vin, pastilles, biscuit.

Kola granulée Astier.

Composition. — Préparée avec toute la caféine, le rouge de kola, la théobromine, le tannin de la noix de kola. Chaque cuillerée à café contient 10 centigrammes de caféine.

Mode d'action. — Antineurasthénique, sédatif du système nerveux et régulateur du cœur.

Indications. — Neurasthénie.

Doses et mode d'emploi. — 2 cuillerées à café par jour, dans un verre à madère d'eau, de vin ou de tisane.

Kola granulée Midy, vin Midy Kola.

Composition. — A base de kolium, extrait de kola.

Indications. — Convalescence, anémie.

Vin Bardy.

Composition. — Quina, kola, coca, cacao.

Indications. — Anémie, lymphatisme.

Vin de Kola-Coca Chevrier.

Composition. — A base de kola et de coca.

Mode d'action. — Médicament d'épargne, antidéperditeur, antianémique.

Vin des Montagnards.

Composition. — Kola, café, cacao.

Mode d'action. — Tonique.

Doses et mode d'emploi. — Un verre à bordeaux après chaque repas.

Vin Moisan.

Composition. — A base de noix de kola et de coca, il contient encore de la théobromine et du tannin.

Indications. — Affections du cœur, neurasthénie, anémie, lymphatisme, migraine.

Doses et mode d'emploi. — Un verre à Bordeaux, 2 fois par jour pour les adultes ; un verre à liqueur pour les enfants, de préférence après les repas.

KOLLASINE.

Kollasine Brigonnet et Naville.

Indications. — Destinée à remplacer le collodion.

Mode d'emploi. — Étendue sur la peau au moyen d'un pinceau, elle se dessèche rapidement, en laissant une pellicule mince, adhérente et résistant à l'eau.

LACTATES ALCALINS.

Pastilles de Burin du Buisson.

Indications. — Digestions difficiles.

Doses et mode d'emploi. — 4 à 6 après les repas.

LACTATE DE FER.

Dragées au lactate de fer de Gélis et Conté.

Composition. — 5 centigrammes par dragée.

Indications. — Chlorose, aménorrhée, leucorrhée chronique.

LACTOPHOSPHATE DE CHAUX.

Vin tonique du Dr E. Abeille.

Composition. — Lactophosphate de chaux, quina et coca.

Indications. — Anémie, scrofule, leucorrhée.

Sirop et vin de Dusart.

Composition. — Dissolution de phosphate de chaux dans l'acide lactique.

Indications. — Chlorose, anémie, phtisie, rachitisme, convalescence.

Doses. — 3 à 6 cuillerées à bouche par jour, avant le repas, pour les adultes; 3 à 6 cuillerées à dessert, pour les enfants.

LACTUCARIUM.

Sirop d'Aubergier au Lactucarium d'Auvergne.

(*Le Lactucarium d'Aubergier et ses préparations ont été approuvés par l'Académie de Médecine et leurs formules insérées au Codex* [10 *mars* 1854].)

Le Lactucarium a fait son apparition en 1850 dans la thérapeutique, après les remarquables travaux de M. H. Aubergier.

Composition. —Le Lactucarium est le suc laiteux qui s'écoule des incisions pratiquées aux tiges de la laitue gigantesque (*Lactuca virosa altissima*), au moment de la floraison. Les principes actifs qui ont été signalés dans le Lactucarium sont la lactucérine, la lactucine, l'acide lactucique et même l'hyosciamine.

Indications. — Le Lactucarium d'Aubergier, d'après Magendie, Serres, Trousseau, possède les propriétés sédatives et calmantes de l'opium, sans en avoir les inconvénients.

On donnera le *Sirop d'Aubergier* avec succès dans les cas de surexcitation du système nerveux, contre l'insomnie. Mais c'est surtout dans les affections des organes respiratoires, les bronchites légères et les rhumes, les toux convulsives et la coqueluche, les catarrhes chroniques, qu'il se montre le plus efficace.

Doses et mode d'emploi. — Il est employé sous forme de sirop :

On donne le *Sirop d'Aubergier*, à la dose de 2 à 3 cuillerées à soupe pour les adultes, de 1 à 2 cuillerées à café pour les enfants.

Une cuillerée à soupe contient les principes solubles de 10 centigrammes de lactucarium, et 5 milligrammes d'extrait d'opium. Le lactucarium dans le sirop d'Aubergier est associé à une faible proportion d'opium parce qu'il a été reconnu que ce dernier augmente les effets sédatifs du lactucarium dans une mesure assez large, et cependant, malgré l'emploi aujourd'hui courant du sirop d'Aubergier dans la médecine infantile, les recueils médicaux ne renferment absolument aucune observation où il ait été la cause de désordres même légers.

LÉGUMINE.

Biscottes à la légumine diastasée du docteur Vœbt.

Composition. — Ce produit est ainsi défini par le Dr Dujardin-Beaumetz, membre de l'Académie, dans une de ses *Leçons cliniques* : « Le régime végétarien s'est accru d'une préparation fort utile qui remplace avantageusement le pain : je veux parler des *Biscottes de légumine*, qu'on trouve dans le commerce sous le nom du Dr Vœbt, et qui constituent un aliment fort acceptable et fort apprécié (1). »

Cet aliment, tiré du règne végétal, renferme une quantité d'*albumine soluble* égale à celle de la viande crue, et du *phosphore organique* à l'état de combinaison, dans la proportion énorme de 6 gr. 35 p. 1000.

Indications. — Il résulte de sa composition qu'il est indispensable dans le régime des *dyspepsies*, *gas-*

(1) Dujardin-Beaumetz, *Bulletin de Thérapeutique*, du 15 mai 1894.

trites, ulcère, cancer de l'estomac, de l'intestin; dans les affections du foie, du cœur, où le régime végétarien est indiqué; enfin dans les convalescences de fièvres graves, ainsi que dans l'allaitement et le sevrage des enfants.

Doses. — 6 à 10 *Biscottes* par repas.

LENTILLE.

Revalescière du Barry.

Composition. — Farine de lentille, mêlée à de la mélasse.

Mode d'action. — Laxatif.

LEPTANDRINE.

Cachets Royer.

Composition. — Principe actif du *Leptandra virginica.*

Mode d'action. — Laxatif et cholagogue.

Indications. — Constipation.

Doses et mode d'emploi. — Un ou deux cachets, au moment des repas.

LIN (GRAINE DE).

Cataplasme Hamilton.

Composition. — Renferme les principes mucilagineux de la graine de lin.

Mode d'emploi. — Se prépare instantanément par l'immersion dans l'eau.

Graine de lin Tarin.

Composition. — Graine de lin, aromatisée à l'essence d'anis.

Mode d'action. — Émollient.

Indications. — Maladies des poumons, furoncle.

Doses. — Prendre une cuillerée à bouche, dans un verre d'eau froide, matin et soir.

LIQUEUR DU Dr LAVILLE.

Composition. — Élixir vineux d'*hermodactylus*, *convallaria*, *gentiana*, *scilla*, *fraxinus*, *quinina*.

Indications. — La *Liqueur Laville* est le médicament par excellence des accès de goutte franche. Quant aux attaques plus ou moins violentes qui surviennent dans le cours de la goutte chronique, « il faut, dit M. Lécorché, agir ici avec encore plus de résolution et de promptitude que dans la goutte franche. La Liqueur Laville nous a toujours rendu dans ces cas de signalés services. » Les névralgies goutteuses, les accidents viscéraux, goutte rénale aiguë, asthme goutteux, congestion cérébrale cèdent parfois avec une rapidité merveilleuse à l'action de cette Liqueur. (Voir Brown-Séquard, Lécorché.)

Doses et mode d'emploi. — La liqueur se prend à jeun, deux heures avant ou quatre heures après les repas, à la dose de 1 à 3 cuillerées à café dans les vingt-quatre heures, suivant la violence de l'accès et le résultat obtenu par les premières doses. Souvent des demi-cuillerées suffisent. Le succès est assuré à toutes les périodes de l'accès et particulièrement au début.

Il importe de donner dès l'abord une dose suffisante pour être efficace; et, le succès obtenu, de continuer pendant quelques jours, à plus faibles doses, pour éviter les rechutes.

Les *pilules*, composées d'extrait d'alkékenge, de feuilles de frêne, de convallaria et de silicate de soude, ont pour but de modifier la constitution goutteuse et de s'opposer aux récidives. Elles se prennent dans l'intervalle des accès, et dans la goutte chronique, à la dose de 4 à 10 par jour, aux repas.

LIQUIDE ORCHIDIEN OU TESTICULAIRE.

Liquide orchitique de Brown-Séquard.

COMPOSITION. — Extrait des testicules de taureau.

INDICATIONS. — Cancer, diabète, tuberculose.

DOSES ET MODE D'EMPLOI. — La dose moyenne est de 2 à 6 centimètres cubes par jour, en injections hypodermiques, après avoir aseptisé la région.

Liquide orchidien Petit.

MODE D'EMPLOI. — Au moment de faire l'injection, on casse le col de l'ampoule ; on fait pénétrer l'aiguille de la seringue et on puise le liquide, en aspirant par le retrait du piston.

Suc testiculaire de Catillon.

COMPOSITION. — Préparé avec le testicule de taureau.

INDICATIONS. — Neurasthénie, ataxie, débilité sénile.

MODE D'EMPLOI. — Sous le titre d'*extractum testis*, pour injections hypodermiques.

LIQUIDE THYROÏDIEN.

Liquide thyroïdien de Brown-Séquard.

INDICATIONS. — Myxœdème.

DOSES ET MODE D'EMPLOI. — Les mêmes que pour le *liquide orchitique*.

Tablettes de thyroïde (Chaix et Remy).

COMPOSITION. — Corps thyroïde, retiré d'un mouton raîchement tué.

INDICATIONS. — Myxœdème, psoriasis, lupus, eczéma, goitre.

LITHINE.

Poudre Lartigue antigoutteuse.

COMPOSITION. — Cette poudre est préparée avec des sels de lithine, de l'acide benzoïque et du bicarbonate de soude.

INDICATIONS. — Elle est indiquée dans toutes les affections, arthritiques ou non, justiciables du traitement alcalin.

DOSES ET MODE D'EMPLOI. — On la fait prendre à la dose de une ou plusieurs mesures de 0 gr. 50 (mesure contenue dans la boîte), à chaque repas.

Baume et élixir Dubourg.

COMPOSITION. — Benzo-lithine, antipyrine et salicylate de caféine.

INDICATIONS. — Goutte, rhumatismes.

Benzoate de lithine ferrugineux (Trehyou).

INDICATIONS. — Diathèse urique.

MODE D'EMPLOI. — Pilules, sirop, solution éthérée.

Carbonate de lithine Le Perdriel.

INDICATIONS. — Goutte, rhumatisme, gravelle.

DOSES. — On l'emploie en le dissolvant dans l'eau. Une dose représente 15 centigrammes de sel actif.

Perles du Dr Garrod.

COMPOSITION. — A base de benzoate de lithine, de benzoate de soude et de salol.

INDICATIONS. — Goutte, lithiase urinaire.

DOSES ET MODE D'EMPLOI. — 6 perles par jour.

Sels granulés effervescents de Ch. Le Perdriel.

INDICATIONS. — Goutte, gravelle, rhumatismes.

LORÉTINE.

Lorétine Knorr.

INDICATIONS. — Plaies suppurantes, ulcères, brûlures.

MODE D'EMPLOI. — *Poudre*, pour saupoudrer les pansements; *collodion*, pour recouvrir les plaies opératoires; *tampons de gaze* pour combler les plaies cavitaires.

MAGNÉSIE.

Chocolat purgatif de Desbrières.

COMPOSITION. — Magnésie calcinée 100; chocolat, 1000; un peu d'huile de croton ou de scammonée.

INDICATIONS. — Constipation.

Limonade purgative de Rogé.

COMPOSITION. — A base de citrate de magnésie, à 30, 40, 45, 50 ou 60 grammes.

INDICATIONS. — Embarras gastrique.

DOSES ET MODE D'EMPLOI. — 2 verres le matin à jeun.

Magnésie Roy.

COMPOSITION. — Magnésie effervescente.

MODE D'ACTION. — Laxative et purgative.

INDICATIONS. — Constipation.

DOSES ET MODE D'EMPLOI. — *Laxative*, à la dose de 1 à 2 cuillerées à café, à jeun dans un verre d'eau; *purgative*, à la dose de 2 à 3 cuillerées à bouche.

Magnésie calcinée de Henry et Cie (de Manchester).

COMPOSITION. — Carbonate de magnésie. Quelquefois les médecins prescrivent la *magnésie calcinée* sous le nom de *magnésie anglaise*, c'est à tort; la magnésie anglaise proprement dite est le carbonate de magnésie; s'ils veulent prescrire de la *magnésie calcinée anglaise*, ils doivent dire ou écrire ce nom en entier.

MODE D'ACTION. — Purgatif.

INDICATIONS. — Constipation.

Magnésie calcinée de Béral.

COMPOSITION. — Préparée avec de la magnésie absolument pure, sans traces de soude et de chaux.

INDICATIONS. — Aigreurs d'estomac, gastralgies, constipation.

DOSES ET MODE D'EMPLOI. — La délayer dans un peu d'eau sucrée, à la dose de 1 ou 2 cuillerées à café.

Magnésie lactée (Lebeault).

COMPOSITION. — Combinaison de l'oxyde de magnésium avec les éléments de l'eau; une cuillerée à dessert contient 1gr,31 d'hydrate de magnésie pulvérulent et correspondant à 1 gramme d'oxyde anhydre.

INDICATIONS. — Dyspepsies.

MODE D'EMPLOI. — La prendre dans du lait ou de l'eau sucrée.

Poudre purgative de Rogé.

COMPOSITION. — A base de citrate de magnésie :

Magnésie calcinée	8 gr.
Carbonate de magnésie	4 —
Acide citrique pulvérisée	26 —
Sucre aromatisé de citron	50 —

MODE D'ACTION. — Purgative.

MODE D'EMPLOI. — 50 grammes de citrate de magnésie permettent de préparer une limonade purgative.

Sel Sedlitz-Chanteaud.

COMPOSITION. — A base de sulfate de magnésie.

MODE D'ACTION. — Laxatif.

DOSES. — Une cuillerée à café.

MAÏS.

Sirop du Dr Dufau.

COMPOSITION. — Extrait de stigmates de maïs.

INDICATIONS. — Maladies aiguës et chroniques de la vessie : Diathèse urique, gravelle, cystite, catarrhe vésical, dysurie.

Diurétique puissant et inoffensif, à employer dans les hydropisies, affections du cœur, albuminurie et tous les cas où la digitale et les autres diurétiques sont mal supportés.

DOSES ET MODE D'EMPLOI. — 1 à 3 cuillerées à bouche par jour, dans un verre d'eau.

MALT.

Extrait de malt de Jean Hoff (Bière de santé).

COMPOSITION. — Le malt est l'orge qu'on a fait germer et sécher et dont on a séparé les germes. Il renferme de la diastase, qui aide à la digestion des aliments féculents.

MODE D'ACTION. — Réveille la contractilité musculaire des organes digestifs.

INDICATIONS. — Adynamie, Maladies de la poitrine et de la gorge, Vomissements, Maladies d'estomac.

DOSES ET MODE D'EMPLOI. — 1° *Maladies d'estomac.*

— On l'emploie à froid, on en prend 3 fois par jour, avant ou pendant les repas. Boire une bouteille par jour.

2° *Maladies de poitrine et de gorge.* — On l'emploie à chaud, le matin à jeun et le soir. Boire 1/3 de bouteille par jour.

Extrait de malt François Déjardin. (Bière de santé diastasée).

Mode d'action. — Antidyspeptique et digestif.

Maltine Gerbay.

Indications. — Dyspepsies amylacées.

MANGANÈSE.

Phospho-glyco-fer Cheynet.

Composition. — Gouttes concentrées de glycérophosphate de fer et de manganèse.

Indications. — Le manganèse associé au fer produit une grande activité dans la *circulation*, dans les phénomènes de *combustion*, de *respiration* et d'*échange d'oxygène* qui sont le point de départ du fonctionnement des principaux organes. La combinaison du fer et du manganèse avec l'acide glycérophosphorique étant entièrement assimilable, donne à ces deux métaux leur maximum d'activité.

Doses et mode d'emploi. — XV à XX gouttes deux fois par jour, aux repas, dans n'importe quelle boisson.

Manganofer de Kügler.

Composition. — Association de fer et de manganèse.

Indications. — Troubles digestifs et menstruels.

Doses et mode d'emploi. — *Enfants :* une cuillerée à café; *adolescents* : une cuillerée à soupe; *adultes* : un verre à liqueur.

MATÉ.

Maté Douglas.

Composition. — A base de maté (*Ilex paraguayensis*).

Indications. — Anémie.

Doses et mode d'emploi. — Se prépare sous forme de vin et d'élixir. *Vin* : un verre à bordeaux. *Élixir* : un verre à liqueur.

MELALEUCA.

Niaouli-Natton.

Composition. — L'*Essence de Niaouli*, *Mélaleucine* ou *Mélaleucol*, est le produit de la distillation de la feuille du *Melaleuca viridiflora*.

La véritable *Essence de Niaouli* est absolument privée de tout produit irritant et nuisible, assertion confirmée par les docteurs Huchard, Dujardin-Beaumetz, etc.

Indications. — Est un puissant stimulant diffusible, un antispasmodique précieux, un balsamo-antiseptique de beaucoup supérieur au myrtol et à l'eucalyptol.

M. le Dr Forné, médecin en chef de la marine de réserve, a attiré particulièrement l'attention sur les heureux effets du Niaouli employé en inhalations dans les affections des voies respiratoires, à l'aide d'un inhalateur de poche très ingénieux.

Le Niaouli-Natton se prépare sous forme d'alcool ou de capsules :

1° *Alcool de Niaouli-Natton :* contre congestion, syncope, indigestion, gastralgie, lourdeur d'estomac, névralgies, migraines, douleurs intestinales, choléra, coliques hépatiques, inflammations du rein et de la vessie. On le prescrit également dans les bronchites chroniques, rhumes négligés, asthme, catarrhe, emphysème, influenza, coqueluche, tuberculose, etc.

2° *Capsules de Niaouli-Natton :* contre les bronchites anciennes, catarrhes pulmonaires et vésicaux, inflammations invétérées du poumon, des reins et des voies urinaires.

Après quelques jours, la respiration et les crachats redeviennent normaux; les catarrhes invétérés se tarissent; la tendance au crachement de sang et à l'oppression disparaît; les congestions pulmonaires se résolvent. On constate également la guérison rapide des catarrhes de la vessie et des blennorrhées anciennes, des eczémas et du lupus.

Doses et mode d'emploi. — 1° *Alcool.* — V à XXV gouttes deux fois par jour, sur du sucre ou dans de l'eau sucrée.

2° *Capsules.* — Renfermant 0 gr. 25 d'essence de Niaouli pure; dose, 2 à 8 par jour, de préférence au milieu des repas.

MÉLISSE.

Eau de mélisse Boyer.

Composition. — Mélisse, citron, cannelle, girofle, muscade.

Mode d'action. — Antispasmodique.

MENTHE.

Alcool de menthe de Ricqlès.

Indications. — Indigestions, maux d'estomac, rhumes, grippe.

Mode d'emploi. — Dans une infusion pectorale bien chaude.

MENTHOL.

Menthol Vigier.

Composition. — Chaque capsule renferme 10 centigrammes de menthol dissout dans de l'huile d'olives.

Mode d'action. — Empêche la formation des *Toxines* et des *Flatulences*; calmant, antiseptique.

Indications. — Employé dans les affections de l'estomac, de l'intestin, des voies urinaires et contre les vomissements de la grossesse.

Doses. — 2 à 4 capsules par jour aux repas.

Dragées Bengué au menthol.

Composition. — Elles contiennent du menthol, du chlorhydrate de cocaïne, du borate de soude.

Mode d'action. — Détruit les ferments, calme la douleur, rend la déglutition plus facile.

Indications. — Coryza, affections de la gorge, du pharynx et du larynx.

Doses. — 8 à 10 dragées par jour.

Menthane (Bardy).

Composition. — Poudre à base de salol et de menthol.

Indications. — Rhume de cerveau, coryza, ozène.

Doses et mode d'emploi. — Aspirer fortement dans chaque narine une pincée de menthane.

Menthol Van Denn.

Indications. — Antisepsie de la bouche.

Doses et mode d'emploi. — Matin et soir, mettre une cuillerée à café dans un quart de verre d'eau tiède; se brosser les dents et se gargariser.

MERCURE.

Dragées de peptone hydrargyrique de Ad. Goy, dosées à un milligramme de sublimé.

Un principe universellement admis aujourd'hui par les syphiligraphes, c'est que *la condition absolument nécessaire à une guérison complète de la syphilis, même bénigne, c'est une longue durée du traitement.*

Cette durée étant en moyenne de quatre années, on conçoit qu'une thérapeutique aussi prolongée devra fatiguer l'estomac, l'intestin et l'organisme tout entier, si le malade fait usage de préparations mal assimilables et irritantes, comme le sont tous les produits mercuriels qu'on a l'habitude d'employer.

La *peptone hydrargyrique* échappe à ce reproche.

COMPOSITION. — Ce composé n'est autre chose que du sublimé, combiné à de la peptone de viande.

MODE D'ACTION. — Or le sublimé est sans contredit l'agent le plus actif et le plus sûr dans ses effets que nous ayons à opposer à la syphilis. — La peptone combinée au sublimé, fait participer ce dernier agent à ses propriétés d'absorption et lui permet de traverser les membranes du tube digestif avec une extrême facilité, ce que, isolé, il ne pouvait faire que très difficilement et en irritant par contact les muqueuses en présence desquelles il se trouvait.

Ce que la théorie faisait pressentir quant à l'absorption facile de la *peptone hydrargyrique*, l'expérience clinique l'a démontré. Là où le sublimé isolé, la liqueur de Van Swieten par exemple, ne peut être toléré, la *peptone hydrargyrique* ne détermine pas le moindre désagrément. Les gens atteints de dyspepsie, de gastralgie, d'ulcère de l'estomac même, supportent cette préparation dont on peut continuer impunément l'usage pendant des mois. — Elle ne gêne pas la digestion et n'amène ni nausées, ni diarrhées. Elle n'est jamais suivie de stomatite, lorsque le malade a soin de sa personne. Elle ne détermine enfin ni fétidité de l'haleine, ni saveur métallique désagréable.

Mode d'emploi et doses. — Présentée sous forme de dragées elle est facile à prendre; de plus elle est rendue, sous cette forme, indéfiniment inaltérable, à la condition d'être mise à l'abri de l'humidité.

Chaque dragée est rigoureusement dosée à *un milligramme de sublimé.* On les prescrit généralement à la dose de 5 à 10, ou même plus en 24 heures, selon les indications.

Il est préférable de les faire prendre au début du repas.

On peut, sans inconvénient, soumettre en même temps le malade à l'iodure de potassium, si on le juge nécessaire.

Biscuits antisyphilitiques ou dépuratifs du Dr Ollivier.

Composition. — On suppose qu'ils contiennent : farine, lait, beurre et sucre; chaque biscuit pèse à peu près 16 grammes et contient 1 centigramme de bichlorure de mercure dulcifié (Dorvault), qui paraît être transformé en un composé mercuriel particulier.

Mode d'action. — Dépuratif.

Indications. — Syphilis.

Doses et mode d'emploi. — 2 à 5 biscuits par jour. Pour les enfants, on les réduira en poudre, et on fera une sorte de potage avec du lait ou du bouillon gras.

MORPHINE.

Sirop lénitif de Flon.

Composition. — Sirop de morphine très faible,

coloré avec de la cochenille et aromatisé avec l'eau de laurier-cerise.

Mode d'action. — Calmant.

Indications. — Toux.

MOUTARDE.

Graine de moutarde Didier.

Composition. — A base de moutarde blanche.

Mode d'action. — Excitant de la digestion.

Doses et mode d'emploi. — Prendre 3 doses de graines par jour : une avant le déjeuner, une avant le dîner et une avant de se coucher. Chaque dose représente trois quarts de cuillerée à bouche.

Papier Rigollot.

Composition. — Carré de papier chargé d'une couche de farine de moutarde débarrassée de son huile grasse et fixée à l'aide d'un enduit de caoutchouc.

Indications. — Révulsion.

Mode d'emploi. — Faire baigner la feuille dans une assiette d'eau, pendant quelques secondes, la poser mouillée sur la peau et la fixer avec une bande de linge.

MYRRHE.

Capsules de myrrholine (Kuenemann).

Composition. — Extrait oléo-résineux de myrrhe.

Mode d'action. — Tonique, stimulant, balsamique.

Indications. — Affections de l'estomac et des muqueuses.

NAPHTOL.

Cachets de Trouette Perret.

Composition. — Naphtol et salicylate de bismuth.

INDICATIONS. — Diarrhée, dyspepsie.

DOSES ET MODE D'EMPLOI. — 10 cachets par jour, soit un cachet toutes les deux ou trois heures.

Naphtol de Schlumberger.

COMPOSITION. — Le naphtol solubilisé ou émulsionné contient 1 1/2 p. 100 de principe actif. Une cuillerée à bouche représente 30 centigrammes de naphtol.

INDICATIONS. — Infections, plaies de mauvaise nature, laryngite.

MODE D'EMPLOI. — En gargarismes, badigeonnages.

NARCÉINE.

Sirop de Gigon.

COMPOSITION. — Bromhydrate de mercure, à la dose de 2 centigrammes par cuillerée à bouche.

MODE D'ACTION. — A des propriétés calmantes, analogues à celles de la morphine et de la codéine.

INDICATIONS. — Coqueluche, rhumes, bronchites, asthme.

DOSES ET MODE D'EMPLOI. — Adultes, 2 à 3 cuillerées à bouche; enfants, 4 à 5 cuillerées à café.

NITRITE D'AMYLE.

Ampoules Boissy au nitrite d'amyle.

INDICATIONS. — Angine de poitrine, syncope, migraine, mal de mer.

DOSES. — Chaque ampoule représente une dose pour inhalations.

NOYER (FEUILLES DE).

Élixir vital de Quentin.

COMPOSITION. — A base d'extrait de feuilles de noyer phosphaté, de coca et de colombo.

Indications. — Scrofule, grossesse, allaitement, convalescence, crises de l'adolescence, suites des maladies éruptives (variole, rougeole, scarlatine), maladies des os et du sang, maladies de l'appareil digestif.

L'Élixir sera toujours et sera pour tous un reconstituant autrement énergique, autrement agréable que l'huile de foie de morue, le quinquina et les préparations ordinaires de phosphate de chaux, puisque l'addition d'autres principes actifs en double la puissance et l'énergie.

Doses et mode d'emploi. — L'Élixir vital de Quentin se prend au commencement ou à la fin du repas, à la dose d'un verre à liqueur pour l'adulte, et au nombre de trois ou quatre par jour, et on en donnera autant de cuillerées à entremets à l'enfant, suivant l'âge.

Quoique cet Élixir soit aussi bien un aliment qu'un médicament, le médecin seul peut, suivant les cas, dépasser ce nombre.

Après quelques jours seulement de son emploi, l'appétit, la vigueur et l'entrain renaîtront, l'essoufflement diminuera et les malades reprenant courage se garderont bien d'interrompre une médication qui doit être longtemps et fidèlement continuée, puisqu'il s'agit ici de renouveler de fond en comble un tempérament maladif.

OREXINE.

Orexine pure, chlorhydrate d'orexine (Reinicke).

Indications. — Vomissements.

Doses. — 2 ou 3 cachets de 25 centigrammes par jour.

OSTÉINE.

Ostéine Mouriès.

Composition. — Protéinophosphate calcique.

Indications. — Alimentation des enfants, des femmes enceintes et des nourrices.

OXYGÈNE.

Solution Lavocat ou Solution oxygénante hématogène de A. Lavocat (Solution titrée de sulfate d'oxyde nitrique).

Composition et mode d'action. — Le sulfate d'oxyde nitrique, qui est la base de ce médicament, a été découvert en 1812 par H. Davy et ce n'est que ces dernières années que ses propriétés thérapeutiques ont attiré l'attention des praticiens.

Son action est très énergique pour favoriser l'oxydation des globules sanguins par suite de la grande quantité d'oxygène qu'il dégage en présence des matières organiques contenues dans la cavité stomacale.

Indications. — Grâce à cette propriété oxygénante, la Solution de A. Lavocat, ex-préparateur de clinique médicale à la Faculté de Lyon, est indiquée dans toutes les maladies où l'hématose est incomplète et principalement dans le diabète sucré, dans l'anémie et la chlorose, dans les affections de l'estomac, dyspepsies flatulentes pyrosiques (hypochlorhydrie).

Doses. — Une cuillerée à soupe à chaque repas dans un verre d'eau et de vin, en mangeant.

PAMBOTANO.

Élixir de Pambotano de Midy.

Composition. — A base de Pambotano (*Calliandra Houstoni*), Légumineuse originaire du Mexique.

Indications. — Fièvres paludéennes.

Doses et mode d'emploi. — A prendre dans une tasse d'eau chaude ou de thé chaud et sucré.

PANCRÉATINE.

Pancréatine Defresne en poudre.

En flacons de 15 grammes, accompagnés d'une petite cuillère de la contenance de 20 centigrammes.

INDICATIONS. — Dyspepsies.

DOSES ET MODE D'EMPLOI. — La dose est de trois à quatre cuillerettes avant chaque repas.

Pilules de pancréatine Defresne.

COMPOSITION. — Chaque pilule contient 20 centigrammes de pancréatine.

INDICATIONS. — Dyspepsies.

DOSES ET MODE D'EMPLOI. — De trois à cinq pilules, après chaque repas.

Sirop de pancréatine Defresne.

Après la forme de poudre ou de pilules, le Sirop de pancréatine est le mode le plus parfait, pour assurer la conservation de ce produit.

INDICATIONS. — Il convient surtout aux enfants en bas âge, chez lesquels il assure la digestion complète du lait.

DOSES. — Chaque cuillerée à bouche contient 1 gramme de pancréatine.

Élixir de pancréatine Defresne.

COMPOSITION. — Chaque cuillerée à bouche contient 20 centigrammes de pancréatine.

INDICATIONS. — Dyspepsies.

DOSES ET MODE D'EMPLOI. — Il se prescrit à la dose de deux cuillerées à bouche après les repas.

Élixir eupeptique Tisy.

COMPOSITION. — Mélange de pancréatine, de diastase

et de pepsine. Chaque cuillerée à bouche contient 30 centigrammes de diastase, 10 centigrammes de pepsine, 10 centigrammes de pancréatine.

Indications. — Dyspepsies.

PANSEMENTS.

Crêpe Velpeau.

Composition. — Tissu élastique sans caoutchouc, qui contient du coton et de la laine dans des proportions variables, selon que la chaleur est ou n'est pas nécessaire.

Indications. — Rhumatismes, goutte, varices, foulures, contusions. Ce pansement s'emploie dans les cas où la tension d'une bande rigide serait une torture.

PAPAÏNE.

Papaïne Trouette-Perret.

Composition. — Extraite du *Carica Papaya* ou Papayer commun, arbre des Moluques, propagé dans les Indes et aux Antilles, donc la tige donne un suc laiteux, amer, très riche en substances azotées, coagulables. Quelques gouttes de ce suc, mises dans l'eau, attendrissent les viandes dures qu'on y fait séjourner pendant 8 à 10 heures.

Indications. — Les mêmes que celles de la pepsine : — Dyspepsies, gastrites, entérite, lientérie, athrepsie.

Doses. — *Sirop :* 1 cuillerée à bouche aux repas. — *Élixir :* 1 verre à liqueur aux repas. — *Cachets :* 2 cachets après le repas.

PECTORAUX.

Sirop pectoral de Pierre Lamouroux.

Composition. — Ce médicament, toujours prêt et

inaltérable, d'une saveur aromatique et agréable, est précisément formé de principes mucilagineux et expectorants qui sont en même temps sédatifs au plus haut degré.

Indications thérapeutiques. — Ce Sirop est le béchique par excelleuce, il remplit très bien les indications de la thérapeutique moderne dans le traitement des rhumes, des bronchites simples et de la grippe.

La *toux* est un symptôme commun, prédominant et presque toujours constant. Variable d'ailleurs d'allure avec chacune d'elles, il est important de ne pas la laisser s'éterniser.

La doctrine microbienne n'a fait à ce sujet que confirmer le vieil adage : « *Un rhume négligé est une phtisie commencée.* » C'est, en général, *faute de soins suffisants au début* que le rhume passe à l'état de bronchite aiguë et même chronique.

Sous l'influence du *Sirop pectoral de Pierre Lamouroux* servant à édulcorer les tisanes chaudes (fleurs pectorales, violettes, tilleul ou fleurs d'oranger), dès le premier jour, la *toux* est moins fréquente et moins pénible, le sommeil des nuits suivantes est plus paisible, et, vers le quatrième ou le cinquième jour, la *toux* est guérie.

Doses et mode d'administration. — Ce Sirop doit être administré deux heures au minimum avant ou après les repas. On peut le prendre pur, mais il est préférable de le délayer dans deux ou trois fois autant de lait chaud ou d'infusion chaude de violettes, tilleul, fleurs d'oranger, etc.

4 à 6 cuillerées à bouche par jour aux adultes ; 4 à 6 cuillerées à dessert par jour aux enfants de 4 à 12 ans ; 4 à 6 cuillerées à café par jour aux enfants de 2 à 4 ans.

Pâte pectorale de Pierre Lamouroux.

COMPOSITION. — Cette pâte est composée des mêmes principes adoucissants que le Sirop.

INDICATIONS. — Elle est recommandée à toutes les personnes qui, par suite de leur profession ou d'une prédisposition naturelle, sont plus exposées aux affections de la gorge ou de la poitrine.

Elle est en même temps un excellent préservatif contre les effets pernicieux des temps froids et humides.

DOSES ET MODE D'EMPLOI. — On en prend cinq à six tablettes par jour.

Pâte pectorale balsamique Regnauld.

COMPOSITION. — Voici la formule :

Quatre fleurs	500
Gomme arabique	3.080
Teinture de tolu	24
Eau	1.500
Sucre	2.500

Pâte pectorale de Vée.

COMPOSITION. — Contient des espèces pectorales, de l'eau distillée de laurier-cerise, de l'extrait d'opium.

INDICATIONS. — Bronchite.

DOSES. — 20 à 160 grammes.

Pâte et sirop de Nafé.

COMPOSITION. — Préparés avec le Nafé, fruit de l'*Hibiscus esculentus*.

INDICATIONS. — Rhume, grippe, bronchite.

MODE D'EMPLOI. — *Sirop :* délayer une cuillerée à soupe de sirop dans un verre d'eau chaude ou de lait chaud, le matin à jeun, ou le soir en se couchant. *Pâte :* employée seule ou avec le sirop.

Sirop antiphlogistique de Briant.

Composition. — Voici la formule :

Fruits pectoraux	60	grammes.
Fleurs pectorales	8	—
— de coquelicots	4	—
Gomme arabique	90	—
Mucilage de racine de guimauve	60	—
— de graine de lin	30	—
Eau de fleurs d'orangers	60	—
Sucre et eau	Q. s.	

pour 1000 de sirop.

Mode d'action. — Calmant.

Sirop Clérambourg-Delondre.

Indications. — Rhumes, catarrhes, coqueluche. A doses fortes, c'est un purgatif pour les enfants.

Doses et mode d'emploi. — Se prend toujours pur par cuillerées, une heure avant les repas :

De 1 an à 2 ans, une cuillerée à café le matin ; de 2 à 3 ans, une cuillerée à café le matin et le soir ; de 4 à 6 ans, 3 cuillerées à café dans la journée ; de 7 à 10 ans, une demi-cuillerée à soupe le matin et le soir ; de 10 à 15 ans, une cuillerée à soupe le matin et une demie le soir ; *adultes*, 3 cuillerées à soupe dans la journée.

Sirop d'escargots (Mure).

Indications. — Rhume, catarrhes aigus ou chroniques.

Sirop phéniqué de Vial.

Indications. — Bronchites, hémoptysies.

Doses et mode d'emploi. — *Adultes :* 2 à 3 cuillerées à dessert par jour; *enfants :* 2 à 3 cuillerées à café.

PELAGINE.

Pélagine Fournier.

Composition. — Coca, théine.

Indications. — Mal de mer, mal de montagne, vertige.

PELLETIÉRINE.

Granules et élixir de pelletiérine Tanret.

Composition. — Alcaloïde extrait de l'écorce de Grenadier (Lauracées-granatées).

Mode d'action. — Tænifuge.

Doses et mode d'emploi. — S'emploie par la voie buccale.

1° *Granules.* — *Adultes :* 60 granules; *enfants :* 20, 30 ou 40 granules.

2° *Élixir.* — *Adultes :* 60 centigrammes; *enfants :* 20 ou 30 centigrammes. Prendre la dose tout entière dans l'espace d'une demi-heure; quelques heures après, administrer un purgatif.

PEPSINE.

Tri-digestif J. Paquignon.

Composition. — Le Tri-digestif J. Paquignon renferme par verre à liqueur $0^{gr},05$ de diastase, $0^{gr},05$ de pancréatine et $0^{gr},10$ de pepsine pure au plus haut titre. Ces trois ferments digestifs sont dissous dans un élixir de goût très agréable, d'un degré alcoolique suffisant pour que le produit puisse se conserver indéfiniment, et pas assez élevé pour précipiter et détruire les ferments digestifs.

La pepsine, la pancréatine et la diastase employées pour la préparation de ce produit sont pures, titrées d'avance et employées à leur plus haut titre actif.

Indications thérapeutiques. — Dans tous les cas où il y a lieu de suppléer les éléments naturels de la digestion, on peut, en toute sécurité, prescrire le Tri-digestif J. Paquignon, qui donne également un excellent résultat dans les gastralgies, vomissements de la grossesse, etc.

Doses et mode d'emploi. — Un verre à liqueur à la fin de chaque repas.

PEPSINE.

Sirop de pepsine Besson au sirop d'écorces d'oranges amères.

Indications. — Dyspepsies et gastralgies.

Dose. — Une cuillerée à soupe, au commencement de chaque repas.

Chloridia Duflot.

Composition. — Pepsine, chlorhydro-cocaïne chloroformique.

Indications. — Dilatation, gastralgie, dyspepsie.

Doses et mode d'emploi. — Une cuillerée à café dans 1/4 de verre d'eau, au commencement du repas.

Digestif du Dr Clin.

Composition. — A base de pepsine et de pancréatine.

Indications. — Dyspepsie par atonie des organes et insuffisance de sécrétions gastrique et intestinale.

Doses. — 1 verre à liqueur à chaque repas.

Digestif du Dr Fleurot.

Composition. — Pepsine, acide chlorhydrique.

Indications. — Dyspepsies, gastralgies.

Élixir Bertrand.

COMPOSITION. — Pepsine chlorhydrique, maté, quina et coca.

MODE D'ACTION. — Toni-digestif.

INDICATIONS. — Maladies de l'estomac.

Élixir Grez.

COMPOSITION. — Préparation chlorhydro-pepsique, renfermant des amers et des ferments digestifs.

INDICATIONS. — Dyspepsies, anorexie, vomissements de la grossesse.

DOSES ET MODE D'EMPLOI. — *Adultes :* 1 verre à liqueur à chaque repas; *enfants :* 1 à 2 cuillerées à dessert.

On peut remplacer l'élixir par les pilules, à la dose de 2 à 3 à chaque repas.

Élixir Houdé.

COMPOSITION. — Chlorhydrate de cocaïne et pepsine.

Par 20 grammes, il y a 2 centigrammes de chlorhydrate de cocaïne et 50 centigrammes de pepsine médicinale.

INDICATIONS. — Gastrites, gastralgies, vomissements incoercibles, dyspepsie.

DOSES ET MODE D'EMPLOI. — Un petit verre à madère, après les deux principaux repas et au moment des crises.

Élixir de Mialhe.

COMPOSITION. — Une cuillerée contient, en dissolution, la dose de pepsine nécessaire à la digestion d'un repas.

INDICATIONS. — Affections de l'estomac.

DOSES ET MODE D'EMPLOI. — *Adultes*, une cuillerée à bouche; *enfants*, une cuillerée à café immédiatement après le repas.

Eupeptique Monavon.

COMPOSITION. — Chaque cuillerée à bouche contient :

Pepsine	0 gr. 50
Diastase	0 — 20
Kola privée de tannin pour ne pas précipiter la pepsine	0 — 40
Cocaïne	0 — 005

INDICATIONS. — Douleurs stomacales. Digestions difficiles. Vomissements de la grossesse.

Pastilles Bouty.

COMPOSITION. — Pepsine, cocaïne et diastase.

INDICATIONS. — Maladies de l'estomac.

DOSES ET MODE D'EMPLOI. — 3 pastilles, après chaque repas.

Pepsine Boudault.

COMPOSITION. — Elle peptonise 50 fois son poids.

INDICATIONS. — Dyspepsies, gastralgies.

MODE D'EMPLOI. — Elle se prépare sous forme de *vin* et d'*élixir*.

Perles de Chapoteaut.

COMPOSITION. — Pepsine dialysée, renfermée dans de petites perles solubles, transparentes.

INDICATIONS. — Migraines, maux de tête, gastralgies.

Doses et mode d'emploi. — 2 perles, prises après les repas.

Pilules de pepsine de Hogg.

Indications. — Dyspepsie.

Doses et mode d'emploi. — 1 à 2 pilules par jour.

Vin de Chassaing à la pepsine.

Composition. — Contient de la pepsine et de la diastase.

Indications. — Dyspepsie.

Doses et mode d'emploi. — Un verre à madère, avant chaque repas.

Vin Durand.

Composition. — Diastase combinée avec la cinchonine et le manganèse.

Indications. — Dyspepsie, nausées, anémie.

Doses et mode d'emploi. — Un verre à madère après les repas.

PEPTONE.

Peptone Defresne liquide ou viande assimilable.

En flacons plats de 250 grammes; elle contient 25 p. 100 de peptone sèche, 4 p. 100 d'azote.

Doses et mode d'emploi. — Pour compléter la nutrition, elle se prescrit à la dose de 2 cuillerées à bouche, deux fois par jour, dans un peu d'eau tiède et salée.

Dans les cas graves, à défaut de tout autre aliment azoté, elle assure la nutrition, à la dose de 8 cuillerées par jour.

En lavement, 2 cuillerées à bouche à la fois, dans 8 cuillerées d'eau tiède, contenant 25 centigrammes de bicarbonate de soude et III à V gouttes de laudanum Sydenham.

Peptone Defresne en poudre.

En flacons de 50 grammes.

Elle est loin d'être aussi savoureuse à prendre que la précédente.

Doses et mode d'emploi. — Elle se prescrit à doses quatre fois plus faibles que celle-ci, soit 20 grammes par jour dans les cas ordinaires et 40 grammes par jour dans les cas graves.

Chocolat à la peptone Defresne.

Indications. — Nutritif et reconstituant.

Élixir de peptone Defresne.

En flacons plats de 250 grammes.

Il est très agréable à prendre.

Doses et mode d'emploi. — Il se prescrit à la dose de 1 à 2 cuillerées à bouche, après le repas.

Peptonate de mercure.

Mode d'emploi. — Pour injections hypodermiques.

Sirop de peptone Defresne.

Doses. — Même dose que l'Élixir de peptone.

Vin de peptone Defresne.

Composition. — Il contient la moitié de son poids de viande; sa saveur est exquise et ne laisse rien soupçonner au malade, qui l'accepte toujours avec plaisir.

Doses et mode d'emploi. — Il se prescrit à la dose d'un demi-verre à madère au dessert.

PEPTONE.

Peptone Cornélis.

Blanche, sèche, soluble.

Composition. — Ce produit est le résultat de la digestion artificielle de la viande de bœuf de première qualité.

Il représente exactement 10 fois son poids de viande de bœuf maigre, bien débarrassée des matières grasses et des parties tendineuses. Il ne renferme que 5 p. 100 de matières minérales, 5 p. 100 d'eau, et 90 p. 100 de matières albuminoïdes directement et entièrement assimilables.

Il a le grand avantage, sur tous ses similaires, d'être *sans odeur*.

Mode d'action. — Aliment par excellence des malades qui digèrent mal ou qui ne peuvent digérer.

Indications. — On prescrit avec le plus grand succès la peptone Cornélis aux malades affaiblis, aux convalescents, à tous ceux qu'il faut suralimenter.

Son absence complète d'odeur la fait très bien supporter par les estomacs les plus difficiles.

Doses et mode d'emploi. — La dose ordinaire de peptone Cornélis est de 3 cuillerées à bouche par jour, une le matin, une à midi et une le soir.

Aux enfants, on ne donnera que 3 cuillerées à dessert.

Aux jeunes enfants, on réduira la dose à 2 cuillerées à café.

Cette peptone, d'une saveur très agréable et d'une extrême solubilité, se dissout de préférence dans le bouillon, auquel elle ne communique aucun goût dans du vin d'Espagne, un grog, du champagne, du lait, de l'eau sucrée.

La peptone Cornélis étant très hygrométrique, ne se vend que dans des flacons dessiccateurs, qui en assurent la parfaite conservation.

Élixir alimentaire Ducro.

Voy. *Viande crue*, p. 244.

Élixir antineurasthénique de Robin.

COMPOSITION. — A base de peptone, de glycérophosphate de chaux et de noix de kola.

INDICATIONS. — Anémie, maladies nerveuses, albuminurie, constipation.

Élixir Chatrousse.

COMPOSITION. — A base de peptone ferrugineuse.

INDICATIONS. — Anémie, chlorose.

Élixir de peptone (Petit).

COMPOSITION. — Cet élixir contient :

Alcool à 95°	10	grammes.
Sucre	25	—
Peptone	5	—
Vin de Frontignan	40	—
Eau	20	—

20 grammes contiennent 1 gramme de peptone.

INDICATIONS. — Anémie.

Hémopeptone Pluszeski.

COMPOSITION. — Un verre à liqueur représente 50 grammes de viande de bœuf.

INDICATIONS. — Anémie, convalescence.

Pepto-gaïacol Jeannon.

Composition. — Chaque cuillerée à bouche contient :

Viande peptonisée	20 grammes.
Gaïacol cristallisé	20 centigr.
Chlorhydrophosphate de chaux	20 —

Mode d'action. — Antiseptique, nutritif et reconstituant.

Indications. — Tuberculose.

Doses et mode d'emploi. — 2 à 5 cuillerées par jour.

Peptone Catillon.

Indications. — Maladies de l'estomac et de l'intestin, anémie, débilité, convalescence.

Doses et mode d'emploi. — Se prépare en solution, en poudre, en vin, en sirop et en élixir.

1° *Solution.* — On l'administre en lavement nutritif :

Peptone	2 cuillerées.
Eau	125 gr.
Laudanum	III gouttes.
Bicarbonate de soude	0 gr. 30

2° *Poudre.* — 1 cuillerée à café représente 1 cuillerée à soupe de solution et 45 grammes de viande.

3° *Vin.* — 1 verre à madère contient 30 grammes de viande, 0 gr. 40 de phosphates de chaux, fer, potasse et soude.

Peptone Chassaing.

Composition. — La peptone sèche représente 8 fois son poids de viande fraîche ; la peptone liquide représente 2 fois son poids de viande fraîche.

Indications. — Anémie, chloro-anémie.

Peptone Collas.

Composition. — Préparée avec la pepsine Boudault, sous forme d'une poudre légère, soluble dans l'eau, le bouillon et le vin.
Indications. — Anémie.

Vin Bayard.

Composition. — A base de peptone phosphatée.
Mode d'action. — Tonique.
Indications. — Phtisie, convalescence.
Doses. — 2 à 3 verres à liqueur par jour.

Vin Duvallet.

Composition. — Peptonate de fer glycéro-phosphaté, quinquina, coca, kola, cacao.
Mode d'action. — Toni-nutritif.
Indications. — Anémie.

Vin de peptone de Chapoteaut.

Composition. — Chaque verre à bordeaux contient 10 grammes de viande de bœuf digérée par la pepsine.
Mode d'action. — Reconstituant, tonique.
Doses. — 1 ou 2 verres à bordeaux après les repas.

PÉTRÉOLINE.

Pétréoline Lancelot.

Composition. — Mélange naturel d'hydrocarbures solides et liquides.
Mode d'emploi. — Excipient des pommades, remplaçant le cérat dans le pansement des vésicatoires

et des plaies. Succédané du beurre de cacao et du suif dans la préparation des suppositoires.

PHÉNATE D'HYDRARGYRE.

Granules du Dr Mayer.

INDICATIONS. — Syphilis.

DOSES. — Un granule avant chaque repas.

PHÉNÉDINE.

Phénédine Pelisse.

INDICATIONS. — Migraine, névralgies.

MODE D'EMPLOI. — Préparée sous forme de dragées et de cachets.

PHÉNOL-BOBŒUF.

INDICATIONS. — Antiseptique et antiépidémique. — Désinfectant hygiénique. — Hygiène des habitations.

Honoré d'une récompense par l'Académie des sciences, mars 1881 (prix Monthyon) et d'une médaille d'honneur par le ministère de l'intérieur (épidémies, choléra, fièvre typhoïde, 1892).

PRODUITS ANTISEPTIQUES BOBŒUF : *Savon Bobœuf*, préservatif de la contagion. — *Dentifrice Bobœuf*, hygiène de la bouche et conservation des dents. — *Eau Bobœuf* (eau de Cologne antiseptique) indispensable pour l'hygiène de la toilette, s'emploie en pulvérisations; l'eau Bobœuf assainit et purifie l'air.

PHOSPHATE DE CHAUX.

Vin glyco-phosphaté Langlebert.

COMPOSITION. — Solution de glycérino-phosphate de chaux, à la dose de 1 gramme de substance active par verre à liqueur.

Mode d'action. — Le glycéro-phosphate de chaux exerce, sur la nutrition des organes, une puissante accélération, qui prend sa source dans une stimulation particulière de l'appareil nerveux, c'est l'état le plus favorable à l'assimilation des phosphates. Son action sur cet appareil est antagoniste de celle de l'antipyrine. Tandis que l'antipyrine est le médicament de l'excitabilité nerveuse exagérée, les glycérophosphates sont les médicaments de la pression nerveuse.

Indications. — C'est le plus énergique des reconstituants pour accélérer la nutrition générale; il assure un développement normal pendant la croissance et la période de formation ; il combat les funestes effets du surmenage et la dépression nerveuse; il est utile dans les convalescences et surtout celles des maladies infectieuses. Le *vin glyco-phosphaté Langlebert* a été expérimenté pour la première fois en 1884 et admis à l'hôpital des Enfants malades.

Doses et mode d'emploi. — Un verre à liqueur, avant ou après les repas.

PHOSPHATE DE CHAUX.

Solution des Frères Maristes.

Composition. — A base de phosphate de chaux.

Indications. — Bronchites, phtisie, scrofule, débilité générale, ramollissement et carie des os.

Mode d'action. — Apéritif efficace.

Doses et mode d'emploi. — A chaque repas, 2 cuillerées à bouche dans du vin ou de l'eau sucrée pour un adulte et 2 cuillerées à café pour un jeune enfant. Le médecin peut augmenter ou diminuer ces doses, suivant les cas.

Biphosphate Odet.

Indications. — Rachitisme, scrofule, chlorose, lymphatisme.

Miel phosphaté (Mairet).

Composition. — Préparation à base de bi-phosphate de chaux cristallisé et de miel des Alpes.

Indications. — Anémie, chlorose, bronchites, affections de poitrine.

Phosphate bicalcique cristallisé (Fénéon).

Indications. — Anémie, phtisie.

Mode d'emploi. — Se prend dans le lait, ou le potage, sans en changer l'aspect ni le goût.

Phosphate de chaux iodo-tannique (Gauraz).

Indications. — Bronchite, anémie, rachitisme. Succédané de l'huile de foie de morue.

Phosphate gélatineux Leroy.

Composition. — Sans trace d'acide. Une cuillerée à soupe contient 3 grammes de phosphate gélatineux.

Indications. — Dentition, croissance.

Phosphatine Falières.

Composition. — Une cuillerée à bouche contient 25 centigrammes de phosphate de chaux.

Indications. — Convient aux enfants au moment du sevrage, aux femmes enceintes, aux vieillards et aux convalescents.

Sirop et vin de Barbarin.

Composition. — Phosphate de chaux monocalcique cristallisé et coca ; sirop au 30e, vin au 60e.

Mode d'action. — Tonique.

Indications. — Convalescence, maladies des os, maladies de poitrine.

Sirop de T. Gras.

Composition. — Préparation au phosphate de chaux gélatineux.

Indications. — Phtisie, bronchites, convalescence.

Sirop et Solution Reinvillier.

Composition. — Contiennent du phosphate de chaux gélatineux.

Indications. — Bronchite, anémie, phtisie, rachitisme.

Solution Bruno.

Composition. — Une cuillerée à soupe renferme 50 centigrammes de biphosphate de chaux cristallisé.

Indications. — Phtisie, croissance.

Solutions Henri Mure.

Composition. — Chaque cuillerée à bouche contient un demi-gramme de sel (biphosphate de chaux ou chlorhydrophosphate de chaux) et 1 milligramme d'arséniate de soude.

Indications. — Phtisie, rachitisme, épuisement nerveux.

Le *chlorhydro-phosphate* est indiqué chez les diabétiques.

Doses et mode d'emploi. — Par cuillerée dans un peu d'eau vineuse ou sucrée, pendant les repas.

Vin tri-phosphaté de Catillon.

COMPOSITION. — Mélange de phosphates de chaux, de potasse et de soude, de glycérine et de quinquina. Un verre à liqueur contient 0 gr. 60 des trois phosphates.

INDICATIONS. — Il constitue une médication reconstituante, utile dans les maladies des os.

PHOSPHATE DE FER.

Biphosphate de fer et de chaux de Trehyou.

COMPOSITION. — Biphosphate de fer et de chaux; une cuillerée à bouche représente 60 centigrammes.

INDICATIONS. — Chlorose.

DOSES ET MODE D'EMPLOI. — En solution, en sirop, en élixir.

PHOSPHO-GLYCÉRATE DE CHAUX.

Neurosine Prunier.

COMPOSITION. — A base de phosphoglycérate de chaux.

MODE D'ACTION. — Reconstituant du système nerveux.

DOSES ET MODE D'EMPLOI. — 1° *Sirop.* — *Adultes :* 2 à 3 cuillerées à bouche par jour. *Enfants :* 2 à 3 cuillerées à café. Chaque cuillerée à bouche contient 30 centigrammes de phosphoglycérate de chaux.

2° *Granules.* — *Adultes :* 2 à 3 cuillerées à café par jour, prises dans un peu d'eau pure ou aromatisée, ou dans du lait. *Enfants :* une cuillerée à café. Chaque cuillerée à café contient 30 centigrammes de phosphoglycérate de chaux.

3° *Cachets.* — *Adultes :* 2 ou 3 cachets par jour, dans un peu d'eau. *Enfants :* un cachet. Chaque cachet contient 30 centigrammes de phosphoglycérate de chaux.

Sirop, Vin et Capsules de Chapoteaut.

Composition. — *Sirop :* 20 centigrammes par cuillerée à soupe. — *Vin :* 20 centigrammes par cuillerée à soupe. — *Capsules :* 20 centigrammes par capsule.

Indications. — Convalescence, asthénie, chlorose, albuminurie.

Doses. — 20 à 60 centigrammes par jour, pour les adultes; moitié pour les enfants.

PHOSPHORIQUE (ACIDE).

Phosphovinate d'or Jolly.

Mode d'action. — Reconstituant et sédatif des cellules nerveuses par l'acide phosphorique; stimulant et antidiathésique par l'or.

Indications. — Maladies nerveuses et diabète.

Doses et mode d'emploi. — X à LXXX gouttes par jour, en deux fois, progressivement.

PHOSPHURE DE ZINC.

Granules trois cachets Coirre.

Composition. — Chaque granule contient 4 milligrammes de phosphure de zinc cristallisé, correspondant à un demi-milligramme de phosphore actif.

Indications. — Anémie, chlorose, convalescences, hystérie, ataxie locomotrice, scrofule, rachitisme, dysménorrhée, aménorrhée, hémorragies utérines, impuissance, névroses.

Doses et mode d'emploi. — Un à 4 granules, à chacun des repas.

PICHI.

Granules solubles de Logeais.

Composition. — Le Pichi (*Fabiana imbricata*) est une plante de la famille des Solanées.

Indications. — Blennorragie, maladies du foie.

PIN D'AUTRICHE.

Essence de Mack.

Composition. — Ce médicament a pour base l'essence retirée des aiguilles et des sommités du *Pinus Pumilio.*

Indications. — Maladies de la gorge, angine, croup, accès de goutte, rhumes de cerveau.

Mode d'emploi. — Inhalations, frictions, fumigations.

PIN MARITIME.

Pastilles Brachat.

Composition. — Sève de pin, lactucarium et codéine.

Indications. — Bronchites.

Doses et mode d'emploi. — *Adultes :* 12 à 15 pastilles; *enfants :* 5 à 6.

Sirop de Lagasse.

Composition. — Préparé avec la sève de pin.

Indications. — Maladies des voies respiratoires; catarrhe pulmonaire; affections catarrhales de la vessie.

Doses et mode d'emploi. — 2 à 4 cuillerées à bouche par jour.

PIPÉRAZINE.

Anti-goutteux à la Pipérazine.

Mode d'action. — La pipérazine est un dissolvant de l'acide urique : elle dissout sept fois plus d'acide urique que la lithine.

Indications. — Goutte, gravelle.

Doses. — Une bouteille par jour.

Pipérazine effervescente Midy.

COMPOSITION. — Elle est dosée à 20 centigrammes par mesure.

MODE D'ACTION. — Elle se combine à l'acide urique, en donnant un urate soluble dans 47 fois son poids d'eau.

INDICATIONS. — Lithiase rénale, goutte, coliques néphrétiques.

DOSES ET MODE D'EMPLOI. — 3 à 8 mesures par jour, dissoutes dans un peau d'eau.

PODOPHYLLE.

Pilules Coirre.

COMPOSITION. — Chaque pilule contient deux centigrammes de podophyllin, résine extraite de la racine du *Podophyllum peltatum*. (Berberidées).

INDICATIONS. — Constipation, hémorroïdes, coliques hépatiques.

DOSES ET MODE D'EMPLOI. — Une pilule, le soir, au coucher, 2 heures après le repas. Augmenter d'une pilule, si besoin est.

Pilules Moisan.

INDICATIONS. — Constipation.

DOSES. — Une seule pilule le soir au coucher.

POUDRE DE VIANDE.

Poudre de viande de Trouette-Perret.

COMPOSITION. — Voici sa formule :

Poudre de viande	3/5
Lactine	1/5
Malt de lentilles	1/5

Indications. — Trouve son emploi toutes les fois que la suralimentation est indiquée ou quand l'alimentation naturelle se fait mal.

Doses. — De 1 à 2 cuillerées à bouche, délayées dans du chocolat, du lait, du bouillon ou de l'eau sucrée ; répéter cette dose de 2 à 6 fois par jour.

Chocolat Rousseau.

Composition. — Une tablette représente 20 grammes de viande.

Indications. — Anémie.

Doses. — 2 à 4 tablettes par jour.

Élixir alimentaire Ducro.

Voy. *Viande crue, Élixir alimentaire Ducro*, p. 244.

Poudre de bifteck Adrian (bœuf français) et Poudre de viande Adrian (bœuf d'Amérique).

Composition. — Conservent les principes de digestion, d'assimilation et de nutrition.

Poudre de viande Catillon.

Composition. — Viande et lentilles.

Doses et mode d'emploi. — Se prend dans de l'eau sucrée pure ou aromatisée avec un peu de cognac, ou d'après cette formule :

Poudre de viande....................	2 cuillerées.
Sucre..............................	2 morceaux.
Vin de madère......................	2 cuillerées.

Délayer et ajouter :

Eau................................	4 cuillerées.

PSYLLIUM.

Graines de psyllium anisées Blottière.

INDICATIONS. — Constipations opiniâtres, digestions difficiles, migraines, aigreurs, dyspepsies.

DOSES ET MODE D'EMPLOI. — Avant les repas, 1 cuillerée à bouche pour les adultes ; 1 cuillerée à café pour les enfants ; soit pures, soit délayées dans un peu d'eau.

PURGATIFS.

Pilules Rhéo-ferrées Vigier.

COMPOSITION. — Sulfate de fer, rhubarbe, crème de tartre.

INDICATIONS. — Constipation. La réunion du fer et de la rhubarbe présente le précieux avantage d'obtenir tous les jours régulièrement une selle, sans jamais amener d'affaiblissement.

DOSES. — Chaque jour une pilule au dîner ou le soir en se couchant. Il faut avoir soin de se présenter à la garde-robe tous les matins, autant que possible à la même heure.

Pilules Oco.

COMPOSITION. — A base de végétaux.

MODE D'ACTION. — Purgatif lent.

Pilules Morison Moulin.

COMPOSITION. — Pilules hydragogues du Codex modifiées.

INDICATIONS. — Constipation.

DOSES ET MODE D'EMPLOI. — 1 à 4 pilules par jour, selon l'effet que l'on veut obtenir.

Pilules suisses.

COMPOSITION. — A base de coloquinte.

Mode d'action. — Laxatives.

Doses et mode d'emploi. — Se prennent en mangeant ou le soir en se couchant. La dose est de 2 à 4 pour les adultes, et de 1 à 2 pour les enfants.

Poudre Rocher ou Laxatif Rocher.

Indications. — Constipation.

Doses et mode d'emploi. — Une demi-cuillerée à café, dans un demi-verre d'eau, le soir en se couchant.

Sirop d'élixir Guillié.

Composition. — A base de curaçao.

Indications. — Fièvres intermittentes, goutte, grippe.

Doses et mode d'emploi. — Un verre à liqueur, quelques minutes avant le déjeuner, est un purgatif léger ; une demi-cuillerée à bouche pour les adultes et une cuillerée à café pour les enfants constituent un dépuratif puissant.

Sirop Pagliano.

Composition. — Baies mûres de nerprun (*Crocus metallorum*), scammonée pulvérisée, résine de jalap, casse, rhubarbe et tamarin.

Mode d'action. — Purgatif.

Mode d'emploi. — *Adultes :* 1/2 cuillerée à 1 cuillerée à bouche ; *enfants :* 1/2 cuillerée à 1 cuillerée à café.

Thé des Alpes.

Composition. — A base de séné.

Mode d'action. — Laxatif.

Thé Chambard.

Composition. — A base de séné.
Mode d'action. — Laxatif.

Tisane américaine des Shakers.

Composition. — Mélange d'herbes américaines.
Mode d'action. — Dépuratif.
Indications. — Vices du sang.

PYROPHOSPHATE DE FER.

Dragées, Pilules, Sirop, Solution et vin de E. Robiquet au pyrophosphate de fer (citro-ammoniacal).

Composition. — Dans ces préparations, *le fer est chimiquement dissimulé*, et il devient insensible à la plupart des réactifs chimiques.

A l'encontre de beaucoup d'autres ferrugineux, *le pyrophosphate de fer est sans action nuisible sur les dents*, qui conservent leur éclat, quelle que soit la longueur du traitement; *il est facilement accepté par les organes digestifs*.

Les *Pilules au pyrophosphate de fer* ont la même composition que les Dragées. La seule différence qui existe entre ces deux préparations, consiste dans l'enrobage : les unes sont enveloppées de *sucre* et les autres de *baume de Tolu*. La *saveur sucrée* des Dragées offre un certain agrément aux malades, mais la dimension plus petite des Pilules permet de les avaler plus facilement.

Indications thérapeutiques. — Le Pyrophosphate de fer de E. Robiquet s'emploie avec avantage dans les cas d'*anémie*, de *chlorose* ou *pâles couleurs*, *flueurs blanches*, *menstruation insuffisante*, *irrégulière ou douloureuse*, *amaigrissement*, *langueur*, *faiblesse*, *épuisement résultant de croissance*, *grossesse*, *convalescence*, *fatigues de toute nature*. Il régularise la circulation du sang, stimule l'appétit et guérit rapidement les maux d'estomac, ainsi que les accidents nerveux qui résultent d'une menstruation insuffisante, irrégulière ou douloureuse.

Il est également recommandé contre les affections scrofuleuses et scorbutiques, l'engorgement des glandes, les tumeurs, etc., et enfin toutes les fois qu'on a besoin d'augmenter la proportion du fer dans un sang appauvri, ou de restituer à la constitution des os et des nerfs, le phosphore trop rapidement éliminé par les sécrétions.

Les propriétés curatives des Pilules sont les mêmes que celles des Dragées, de la Solution et du Sirop de Robiquet; elles contiennent la même quantité de pyrophosphate de fer.

Le *Vin de E. Robiquet au Pyrophosphate de fer* est spécialement recommandé aux *personnes faibles, délicates* ou *languissantes*, qui doivent se soumettre à un régime tonique et fortifiant.

Doses et mode d'emploi. — La dose ordinaire des pilules au Pyrophosphate de fer est de 4 à 6 par jour, suivant l'âge des personnes. Quelle que soit la forme sous laquelle on administre le Pyrophosphate de fer, il ne faut pas le prendre à jeun, mais au commencement des repas.

Le *Sirop* convient pour les enfants, la *Solution* pour les personnes qui se lassent de la saveur sucrée, et enfin les *Pilules* ou les *Dragées* pour celles qui se traitent en voyage.

Phosphate de fer de Leras.

Composition. — A base de pyrophosphate de fer et de soude; chaque cuillerée à bouche contient 20 centigrammes.

Indications. — Chlorose, anémie.

QUASSIA AMARA.

Granules de quassine (Houdé).

Composition. — Dosés à 2 milligrammes de quassine, principe actif du *Quassia amara*, arbre de la famille des Simarubées.

Indications. — Calculs rénaux et hépatiques.

Doses et mode d'emploi. — 2 à 6 granules par jour.

Quassine Adrian.

Composition. — Les *dragées* contiennent 25 milligrammes de quassine amorphe, et les *granules* 2 milligrammes de quassine cristallisée.

Indications. — Dyspepsies atoniques, coliques hépatiques et néphrétiques.

Mode d'emploi. — Dragées et granules.

Quassine Frémint.

Composition. — A base de quassine amorphe,

Mode d'action. — Diurétique, tonique et apéritive.

Indications. — Elle est utile dans l'anorexie, l'atonie des voies digestives, les coliques hépatiques.

Doses et mode d'emploi. — 1 ou 2 pilules avant chaque repas, dans 1 cuillerée d'eau. Augmenter de 1 pilule tous les 3 ou 4 jours et arriver ainsi jusqu'à 6 par jour, dose maxima.

QUINA.

Quina antidiabétique Rocher.

Composition. — A base de quina et de glycérine.

Mode d'action. — Tonique et reconstituant.

Indications. — Diabète.

Quina Bruno.

Mode d'action. — Tonique.

Quina Laroche.

Composition. — Extrait des trois quinquinas.
Indications. — Dyspepsie.

Vin Aroud.

Composition. — A base de quina et de fer ; contient en outre les principes nutritifs solubles de la viande.

Indications. — Anémies, dyspepsies, vomissements nerveux, diarrhées.

Doses et mode d'emploi. — 2 cuillerées à bouche, avant le déjeuner et 2 cuillerées à bouche, avant le dîner.

Vin de Vial.

Composition. — Quina, suc de viande et lacto-phosphate de chaux.

Mode d'action. — Tonique.
Indications. — Anémie, rachitisme.
Doses. — Un verre à liqueur avant chaque repas.

Vin titré d'Ossian Henry.

Composition. — Quina et fer.
Indications. — Chlorose et anémie.

QUINIUM.

Vin de quinium de Labarraque.

Composition. — Contient les principes utiles du quinquina; le quinium, qui en fait la base, comprend l'extrait soluble et les alcaloïdes.

Mode d'action. — Cordial, fébrifuge, tonique et digestif.

Doses et mode d'emploi. — Un verre à liqueur après chaque repas.

QUINOÏDINE.

Dragées de Quinoïdine Duriez.

Composition. — Chaque Dragée Duriez contient dix centigrammes de quinoïdine pure.

La quinoïdine est retirée des eaux mères du sulfate de quinine. A l'état pur, elle est d'une très grande efficacité ainsi que l'a fait connaître le Dr Burdel, de Vierzon, dans son mémoire à l'Académie de médecine. « C'est donc avec la quinoïdine, que M. Duriez isole « des eaux mères et épure par des préparations qui « lui sont propres, que je tentai de traiter les fébri- « citants de la Sologne. C'est spécialement dans les « fièvres quartes et la cachexie tellurique que la qui- « noïdine possède une action fébrifuge marquée, nous « disons même que, dans ces cas, elle est supérieure « à la quinine (1). »

Indications. — Fièvres intermittentes paludéennes. — Névralgies.

Doses et mode d'emploi. — La Quinoïdine Duriez s'emploie aux mêmes doses que la quinine.

QUINQUINA.

Vin de Bellini au quinquina et au colombo.

Composition. — Le *Vin de Bellini* se compose de *Vin de Palerme*, riche en alcool et doué d'un principe amer, dû au terroir volcanique des vignes de la Sicile. Il tient en dissolution la *quinine*, la *cinchonine*, le *rouge cinchonique*, le *tannin*, etc., principes actifs extraits du *Quinquina Calisaya* et ceux de la racine de Colombo, plante grimpante, voisine du Magnolia, qui croît à Ceylan et à Madagascar.

(1) Burdel, *Bull. de l'Acad. de médecine*, 21 mai 1878. Série 2e, t. VII, p. 509.

Indications thérapeutiques. — Ce vin remplit toutes les exigences des médications toniques, fébrifuges et reconstituantes.

Il convient dans les dyspepsies, fièvres intermittentes, chez les sujets naturellement débiles ou accidentellement débilités, chez les jeunes filles chlorotiques, chez les vieillards affaiblis, ainsi que dans les convalescences longues et pénibles.

Il est un préservatif contre les émanations miasmatiques.

Doses et mode d'emploi. — Le *Vin de Bellini* se prend aux mêmes doses que le vin de quinquina, c'est-à-dire depuis celle d'une cuiller à café jusqu'à celle d'un verre à madère.

En général, cinq à six cuillerées à bouche par jour suffisent pour restaurer en peu de temps la constitution débilitée d'un adulte ordinaire. Les enfants, les femmes délicates, les vieillards, les convalescents, commenceront par une moindre quantité, une cuiller à café, une cuiller d'enfant, avec plus ou moins d'eau, de façon que ce Vin ne soit jamais trouvé trop fort ni trop échauffant. Peu à peu, on augmentera la proportion du vin dans ce mélange.

Les moments les plus opportuns pour faire usage du Vin de Bellini, correspondent à l'heure des repas : immédiatement avant, pendant ou après.

QUINQUINA.

Vin tonique L. Reynal au quinquina, cacao et kola frais.

Composition. — Le Vin tonique L. Reynal renferme le quinquina et le cacao suivant les prescriptions du Codex, et M. L. Reynal y a ajouté la noix de kola fraîche, en se servant d'un bon vin modérément alcoolique. L'amertume du quinquina a été masquée en donnant à cette préparation un goût très agréable.

Indications thérapeutiques. — Il agit dans tous cas où le vin de quinquina est indiqué, mais c'est surtout un réparateur et un anti-déperditeur; son action se fait sentir pour la régularisation des fonctions du cœur.

Doses et mode d'emploi. — Le Vin tonique L. Reynal se prend matin et soir, à la dose d'un verre à madère pour les adultes, un verre à liqueur pour les enfants.

QUINQUINA.

Vin Désiles.

Composition. — Mélange de quinquina, coca, kola, cacao, phosphate de chaux, solution iodo-tannique, additionné de l'excipient spécial Désiles.

Mode d'action. — C'est le meilleur des toniques; régulateur de la circulation par la kola, digestif par la coca, fébrifuge par le quinquina, tonique par le cacao et le phosphate de chaux.

Indications. — Le vin Désiles résume, par sa complexité même, tous les éléments nécessaires à la régénération de l'organisme, à la reconstitution des tissus et à la revivification du liquide sanguin.

Il détruit en outre tous les symptômes précurseurs de l'anémie : palpitations, dyspepsie et manque d'appétit.

Un autre de ses effets est encore de supprimer les troubles de la digestion et ces crampes stomacales qui annihilent si fréquemment les traitements qu'on oppose à l'anémie.

Le vin Désiles modifie, épure, tonifie le sang en même temps qu'il élimine les matériaux usés et facilite l'expulsion de l'acide urique et des urates, bases premières de la gravelle et des calculs.

Il active les sécrétions, équilibre le système nerveux,

régularise les battements du cœur, donne au teint la fraîcheur et, — à l'encontre des autres vins médicinaux qui, généralement, constipent, — le vin Désiles guérit au contraire cet état si nuisible à l'assimilation.

Saccharolé de quinquina Vigier.

COMPOSITION. — Renferme les principes toniques, aromatiques et alcaloïdiques de l'écorce de quinquina. Une cuillerée à café représente un gramme d'extrait.

INDICATIONS. — Anémie.

DOSES. — 1 à 2 cuillerées à café par jour, dans de l'eau, du vin ou du potage.

Sirop de quinquina ferrugineux (Vial).

COMPOSITION. — Une cuillerée à bouche contient :

Extrait de quinquina	10 centigr.
Pyrophosphate de fer et de soude	20 —

Vin dosé à l'extrait de quinquina (Pachaut).

COMPOSITION. — Chaque cuillerée à soupe représente 50 centigrammes d'extrait de quinquina gris.

DOSES ET MODE D'EMPLOI. — 4 cuillerées à soupe, par jour.

Vin de Bernard.

COMPOSITION. — Quinquina ferrugineux au Malaga.

INDICATIONS. — Anémie, crampes d'estomac, suites de couches.

Vin de Bugeaud.

COMPOSITION. — Quinquina, cacao et vin d'Espagne.

MODE D'ACTION. — Tonique

DOSES ET MODE D'EMPLOI. — *Enfants :* 2 à 8 cuillerées par jour. — *Adolescents :* 1 verre à liqueur, une demi-heure avant les repas. — *Adultes :* un verre à madère, une demi-heure avant les repas.

Vin de Secrétan.

Composition. — Quinquina, extrait fluide de malt, écorce d'oranges amères.

Mode d'action. — Tonique.

Dose et mode d'emploi. — Un verre à liqueur à chaque repas.

Vin de Gilbert Seguin.

Composition. — Contient les principes actifs du quinquina.

Indications. — Fièvres, troubles de la menstruation, dyspepsie, scroufle, lymphatisme, convalescence.

RHAMNUS PURSHIANA (CASCARA SAGRADA).

Pilules Éparvier au Rhamnus purshiana (Cascara sagrada).

Composition. — Chaque pilule, argentée, préparée au pilulier (dosage rigoureux), contient *dix centigrammes* d'un extrait de Rhamnus purshiana *spécial* contenant tout le *principe actif*, à l'exclusion des substances inertes ou irritantes, et *cinq centigrammes* de poudre de Rhamnus purshiana. *Solubilité rapide* et *conservation indéfinie.*

Indications. — Médicament d'une fidélité éprouvée dans les cas suivants : *Constipation habituelle, Constipation de la grossesse et de l'allaitement, atonie des organes digestifs, troubles de la circulation abdominale, dyspepsie, hémorroïdes, congestions du foie, des reins, du cerveau, migraine.*

Il donne des selles *faciles, non diarrhéiques.* Il agit sans coliques, sans nausées.

Doses et mode d'emploi. — *Une pilule chaque soir au dernier repas pendant plusieurs jours de suite et très régulièrement.* On peut, dans les cas anciens et rebelles, débuter par *deux*, rarement *trois* pilules, pour revenir progressivement à la dose journalière de une pilule.

RHUBARBE.

Rhubarbe comprimée de Baudry.

Mode d'action. — Laxative ou purgative, selon la dose.

Indications. — Constipation.

Doses et mode d'emploi. — *Enfants* : une ou deux pastilles par jour, au principal repas. — *Adultes* : 4 pastilles.

RICIN.

Capsules Taëtz.

Composition. — Huile de ricin, enfermée dans des capsules souples et élastiques ; chaque capsule contient environ 2 grammes.

Indications. — Constipation.

Ricinolé Simon.

Composition. — Huile de ricin sucrée, émulsionnée, aromatisée.

Indications. — Constipation.

SACCHARURE.

Saccharure Acard.

Composition. — Chaque tablette équivaut à 10 grammes de sucre.

Indications. — Diabète.

SALICYLATE DE BISMUTH.

Solution de Schlumberger.

Composition. — Prises dosées à 1 gramme.

Indications. — Diarrhées infantiles, typhus, choléra, fièvre typhoïde, dyssenterie.

Doses et mode d'emploi. — 8 à 10 grammes.

SALICYLATE DE FER.

Salicylate de fer de Schlumberger et Cerckel.

Composition. — Combinaison d'acide salicylique et d'oxyde ferrique.

Indications. — Chlorose.

Doses. — 10 à 20 centigrammes, deux ou trois fois par jour.

SALICYLATE DE LITHINE.

Solution du Dr Clin.

Composition. — La solution contient 1 gramme de salicylate par cuillerée à bouche et 25 centigrammes par cuillerée à café.

Indications. — Diathèse urique.

Solution de Schlumberger.

Composition. — Pilules dosées à 30 centigrammes.

Indications. — Gravelle, goutte chronique.

Doses et mode d'emploi. — Prendre 8 à 10 pilules par jour.

SALICYLATE DE QUININE.

Salicylate de quinine de Schlumberger et Cerckel.

Composition. — Chaque prise contient 15 centigrammes de salicylate et 90 centigrammes de sucre.

Indications. — Fièvres intermittentes.

Doses. — Mêmes doses que le sulfate de quinine.

SALICYLATE DE SOUDE.

Sirop antinévralgique du Dr E. Abeille.

Composition. — Salicylate de soude, allié à l'antipyrine et au Paullinia. Une cuillerée à bouche représente :

Salicylate de soude	1 gramme.
Antipyrine	25 centigr.

Indications. — Migraines, névralgies, rhumatisme.

Solution du Dr Clin.

Composition. — Contient 2 grammes de salicylate par cuillerée à bouche et 50 centigrammes par cuillerée à café.

Indications. — Goutte, rhumatisme.

Solution de Schlumberger.

Composition. — Prises dosées à 0 gr. 50 de soude.

Indications. — Rhumatismes, goutte, gravelle.

Doses et mode d'emploi. — En prises dans de l'eau rougie, limonade, thé ou tisane.

SALICYLATE DE ZINC.

Injections de salicylate de zinc (Chevrier).

Indications. — Blennorragie.

Doses et mode d'emploi. — 2 à 4 injections par jour.

SALICYLIQUE (ACIDE).

Pastilles salicylées (Chevrier).

Indications. — Rhumes, angines.

Doses. — De 15 à 20 pastilles par jour.

SALIPYRINE.

Salipyrine Riedel.

INDICATIONS. — Névralgies, mal de tête, migraine, rhumatisme articulaire, troubles de la menstruation.

DOSES. — De 1/2 à 1 gramme, en plusieurs fois par jour; en tout, 6 à 8 grammes par jour.

SALOL.

Capsules salolées de Lacroix.

COMPOSITION. — Ces capsules renferment le salol à l'état de dissolution.

INDICATIONS. — Antisepsie des voies urinaires.

SALSEPAREILLE.

Rob Boyveau Laffecteur.

COMPOSITION. — Salsepareille, saponaire, écorce de buis, écorce de garou, mercuriale, cynoglosse, buglosse, bourrache, séné, roses pâles, etc. On y ajoute miel et sucre.

MODE D'ACTION. — Il agit sur les fonctions de nutrition, sur la circulation et sur les glandes sudoripares.

INDICATIONS. — Syphilis et scrofule. Il rend aussi des services contre l'herpès.

DOSES ET MODE D'EMPLOI. — Se prend le matin en se levant et le soir en se couchant, mais toujours une heure avant les repas, ou 3 heures après. Prendre chaque fois 3 cuillerées à soupe; on peut les délayer dans un demi-verre d'eau froide.

SANTAL.

Pepto-Santal Vicario.

COMPOSITION. — Obtenu en faisant agir sur l'essence

de santal pure un suc pancréatique résultant de l'infusion de pancréas frais. Après avoir maintenu le mélange à une température de 35-37°, pendant plusieurs heures, on obtient une crème blanc jaunâtre constituant du santal digéré artificiellement.

Le Pepto-Santal est toujours très bien supporté, même à des doses très élevées, 6 à 8 grammes par jour.

Indications thérapeutiques. — Blennorragies, catarrhe vésical, cystite et maladies inflammatoires des organes génito-urinaires.

Doses et mode d'emploi. — Le Santal assimilable ou Pepto-Santal a été mis sous forme de *Sirop* et de *Capsules*.

Capsules (ou *ovulines*) *de Pepto-Santal Vicario.* — Chaque capsule correspond à 20 centigrammes d'essence de santal pure. Dose : de 6 à 18 capsules par jour.

Sirop de Pepto-Santal Vicario. — Chaque cuillerée à soupe correspond à 60 centigrammes d'essence de santal pure. Dose : de 2 à 8 cuillerées à soupe *dans un peu d'eau.*

SANTAL.

Santal Cabanès garanti pur.

Composition. — Capsules contenant 40 centigrammes d'essence de Santal pure.

Indications. — Le Santal pur est le meilleur des antiblennorragiques.

Doses. — 10 à 12 capsules par jour.

Capsules de Santal Bretonneau.

Composition. — Chaque capsule contient 0,40 d'essence de santal.

Indications. — Maladies des voies urinaires.

Capsules de Santal salolé Lacroix.

Indications. — Affections des voies urinaires.

Capsules de Santal citrin de L. Pommier.

Composition. — Chaque capsule contient de 25 à 30 centigrammes de substance active.

Indications. — Maladies des voies urinaires.

Doses et mode d'emploi. — De 9 à 15 capsules, à prendre en trois fois, dans les vingt-quatre heures.

Santal camphré Langlebert.

Mode d'action. — L'effet spécifique du santal est associé à l'action sédative du camphre.

Santal Midy.

Composition. — 20 centigrammes d'essence par capsule.

Indications. — Catarrhe de la vessie, cystite du col, hématurie.

Doses. — 6 à 12 capsules par jour.

Santal Savarese.

Composition. — Santal, renfermé dans des capsules anglaises de membrane organique.

Indications. — Maladies des voies respiratoires.

SARRACENIA PURPUREA.

Poudre de Sarracenia Natton.

Composition. — La *Sarracenia purpurea*, de la famille des Sarracéniées, est originaire des îles Saint-Pierre et Miquelon.

Indications. — Goutte et rhumatisme goutteux.

Doses et mode d'emploi. — Faire infuser quelques minutes dans une tasse d'eau bouillante une cuillerée à café de poudre ; sucrer à volonté et agiter avant de boire, afin d'avaler la poudre avec l'infusé. A prendre tous les matins à jeun, ou tous les soirs en se couchant, lorsque la digestion est faite.

Pendant les accès, une dose matin et soir ; suivant l'intensité des accès, 3 doses par jour.

SCAMMONÉE.

Biscuits Vée à la scammonée.

Composition. — Voici leur formule :

Scammonée pulv....................	5 décigr.
Pâte de biscuit...................... ..	Q. s.

pour un biscuit.

Mode d'action. — Purgatif.

Doses. — 1 à 2 biscuits.

SCILLE.

Vin Duflot.

Composition. — Composition scillitique iodo-iodurée.

Indications. — Goutte, rhumatisme, arthritisme.

Doses. — Un verre à bordeaux, au commencement des repas.

SÉNÉ.

Poudre Saint-Germain.

Composition. — Follicules de séné, lavés à l'alcool et pulvérisés, soufre sublimé, poudres de fenouil, d'anis étoilé, de scammonée, de réglisse, magnésie lourde, essence d'anis, saccharine.

Indications. — Constipation.

Doses et mode d'emploi. — *Adultes :* 1 à 2 cuillerées à café, le soir, dans un quart de verre d'eau. — *Enfants :* un quart à une demi-cuillerée à café, le matin de préférence.

SÉRUM ANTIDIPHTÉRIQUE.

Sérum antidiphtérique de l'Institut Pasteur (1)

Composition. — Le sérum antidiphtérique de l'Institut Pasteur est du sérum de sang de cheval immunisé contre la diphtérie. Il conserve ses propriétés, si on le maintient dans un endroit dont la température est peu élevée, et à l'abri de la lumière, sans sortir le flacon de l'étui qui le renferme ; au-dessus de 50 degrés, le sérum devient inactif ; on a assuré sa conservation, en y ajoutant une très petite quantité de camphre.

Action préventive. — Employé à la dose de 5 centimètres cubes, le sérum donne une immunité passagère contre la diphtérie ; cette immunité dure quatre à six semaines, on peut donc faire des injections préventives aux personnes exposées à la contagion. Le pouvoir préventif du sérum livré par l'Institut Pasteur est au moins de 50 000 c'est-à-dire qu'il suffit d'injecter à un cobaye une quantité de ce sérum égale à 1/50000e de son poids pour qu'il puisse supporter, sans être malade, une dose de culture virulente ou de toxine capable de faire périr les cobayes témoins en moins de trente heures. Cette activité correspond environ à celle d'un sérum de 100 à 200 unités immunisantes de M. Ehrlich.

Action thérapeutique. — Injecté en quantité suffisante, le sérum antidiphtérique guérit la maladie déclarée, si toutefois elle n'est pas arrivée à une période

(1) Instruction publiée par l'Institut Pasteur.

trop avancée. La dose à employer varie suivant l'âge du malade, le moment de l'intervention, l'intensité de la maladie ; 5 à 10 centimètres cubes suffisent pour les diphtéries bénignes prises au début ; 15 à 20 centimètres cubes sont nécessaires, si la maladie est sévère ou si elle date de plusieurs jours. Il faut, exceptionnellement, jusqu'à 30 centimètres cubes et au delà dans les cas très graves, notamment dans ceux où on est obligé de pratiquer la trachéotomie. Il est donc impossible de fixer la quantité de sérum qui guérit un cas de diphtérie. Le médecin devra se guider sur la marche de la température et du pouls ainsi que sur l'état général du malade. Aussi longtemps que la température rectale n'est pas tombée au-dessous de 38 degrés, on ne peut considérer la maladie comme terminée. En général, les fausses membranes se détachent dans les vingt-quatre heures qui suivent l'injection du sérum, si la dose injectée est suffisante.

Lorsqu'un enfant présente du tirage, on pourra souvent éviter la trachéotomie, en lui injectant une première fois 15 à 20 centimètres cubes de sérum, et en pratiquant douze heures après une nouvelle injection de 10 à 20 centimètres cubes, si l'amélioration n'est pas suffisante.

Il est préférable d'injecter, dès le début, une dose de sérum un peu forte et capable d'arrêter la maladie, plutôt que de faire, à plusieurs reprises, des injections de doses faibles.

Chez les tout petits enfants, au-dessous d'un an, en règle générale, on injectera autant de centimètres cubes de sérum que l'enfant compte de mois. Il n'est pas nécessaire, à moins d'une gravité exceptionnelle de l'affection, de dépasser 15 à 20 centimètres cubes pour la première injection chez les adultes ; car si leur poids est plus considérable que celui des enfants, ils résistent beaucoup mieux à la maladie et par suite n'ont besoin que d'une aide moins puissante. Il faut injecter aux malades la quantité utile de sérum, mais ne pas réitérer les injections sans nécessité.

Technique des injections. — On doit faire les injections dans le tissu cellulaire sous-cutané, au niveau du flanc, en prenant toutes les précautions antiseptiques nécessaires. On lave d'abord la région avec de l'eau phéniquée à 2 p. 100 ou avec une solution de sublimé au millième, on doit, au moment même de pratiquer l'injection, stériliser la seringue et la canule, en les plongeant dans l'eau froide que l'on porte ensuite à l'ébullition pendant un quart d'heure. On recouvrira avec du coton antiseptique l'endroit où la piqûre aura été faite. L'introduction du sérum sous la peau est très peu douloureuse, et le liquide est résorbé en quelques instants.

Avant d'injecter le sérum, il est nécessaire de s'assurer qu'il est resté limpide, un très léger précipité, rassemblé au fond du flacon, n'indique pas une altération.

Le diagnostic bactériologique de la diphtérie devra toujours être fait, puisque c'est le seul moyen de connaître, d'une manière certaine, si le cas est justiciable du traitement par le sérum et d'être fixé sur les mesures de désinfection à prescrire ; mais, comme le traitement sérothérapique est d'autant plus efficace qu'il est institué plus tôt, il ne faudrait pas, sous prétexte d'attendre le résultat du diagnostic bactériologique, retarder l'injection de sérum, surtout si le cas se présente comme sérieux et avec élévation notable de température.

On sait, en effet, que le sérum injecté en temps utile prévient l'empoisonnement diphtérique, mais qu'il est impuissant contre l'empoisonnement accompli, qui se traduit par la paralysie, l'irrégularité de la respiration et du pouls. Lorsque ces symptômes se manifesteront, malgré l'injection du sérum, c'est qu'alors on sera intervenu trop tard ou que la dose administrée aura été trop faible.

Inconvénients du sérum. — A la suite des injections de sérum antidiphtérique, on observe fréquemment une éruption d'urticaire, qui apparaît le plus souvent dans les huit jours qui suivent le commencement du traitement. Cette éruption peut être accompagnée d'une légère élévation de température ; elle disparaît sans causer de malaise notable. Plus rarement, on voit survenir des éruptions mal définies (érythèmes polymorphes), avec mouvement fébrile. Exceptionnellement, on observe des gonflements articulaires douloureux, qui accompagnent l'éruption, et, dans ce cas, l'état fébrile peut se prolonger plusieurs jours. Les adultes sont peut-être plus sujets que les enfants à ces manifestations érythémateuses fébriles. Tous ces accidents sont très passagers et n'ont pas jusqu'ici présenté de gravité sérieuse.

A la suite de l'*Instruction publiée par l'Institut Pasteur,* nous croyons devoir publier le texte de la *loi* relative à la fabrication, à la vente et à la distribution des sérums thérapeutiques en France, promulguée le 25 avril 1895.

Article 1er. — Les virus atténués, sérums thérapeutiques, toxines modifiées et produits analogues pouvant servir à la prophylaxie et à la thérapeutique des maladies contagieuses et les substances injectables d'origine organique non définies chimiquement, appliquées au traitement des affections aiguës ou chroniques, ne pourront être débités à titre gratuit ou onéreux qu'autant qu'ils auront été, au point de vue soit de la fabrication, soit de la provenance l'objet d'une autorisation du gouvernement, rendue après avis du Comité consultatif d'hygiène publique de France et de l'Académie de médecine.

Ces produits ne bénéficieront que d'une autorisation temporaire et révocable. Ils seront soumis à une inspection exercée par une commission nommée par le ministre compétent.

Art. 2. — Ces produits seront délivrés au public, par les pharmaciens, sur ordonnances médicales. Chaque bouteille ou récipient portera la marque du lieu d'origine et la date de sa fabrication.

En cas d'urgence, les médecins sont autorisés à fournir à leur clientèle ces mêmes produits.

Lorsqu'ils seront destinés à être délivrés à titre gratuit aux indigents, les flacons contenant ces produits porteront dans la pâte du verre les mots: « Assistance publique, gratuit. »

Ils pourront alors être déposés, en dehors des officines de pharmacies et sous la surveillance d'un médecin, dans les établissements d'assistance désignés par l'administration, qui auront la faculté de se procurer directement ces produits.

Toutes ces prescriptions ne s'appliquent pas au vaccin jennérien, humain ou animal.

Art. 3. — La livraison des substances mentionnées à l'article premier, à quelque titre qu'elle soit faite, sera assimilée à la vente et soumise aux dispositions de l'art. 423 du code pénal et de la loi du 27 mars 1871.

En conséquence, seront punis des peines portées par l'article 423 du code pénal et par la loi du 27 mars 1871, ceux qui auront trompé sur la nature desdites substances qu'ils sauront être falsifiées ou corrompues et ceux qui auront trompé ou tenté de tromper sur la qualité des choses livrées.

Art. 4. — Toutes autres infractions aux dispositions de la présente loi seront punies d'une amende de 16 francs à 1000 francs.

SOUFRE.

Granules ferro-sulfureux de J. Thomas.

Composition. — Chaque granule représente une demi-bouteille d'eau sulfureuse.

Mode d'action. — Ils produisent au sein de l'organisme l'hydrogène sulfuré et le fer à l'état naissant.

Indications. — Bronchite, catarrhe, cachexie syphilitique.

Savons sulfureux de Mollard.

Indications. — Taches farineuses, pityriasiques, petites dartres furfuracées de la figure et des mains.

Sirop minéral sulfureux Crosnier.

Composition. — Goudron et monosulfure de sodium.

Indications. — Toux, bronchites.

Doses et mode d'emploi. — Une cuillerée à bouche matin et soir, une heure avant ou deux heures après les repas.

Sulfureux Pouillet.

Doses et mode d'emploi. — Une mesure (12 centigr.), pour obtenir un verre d'eau sulfureuse; un flacon, pour obtenir un bain sulfureux.

Sulfurine Langlebert.

Indications. — Mêmes propriétés thérapeutiques que le bain sulfureux dit de *Barèges*.

Mode d'emploi. — Sans odeur, il peut être pris chez soi et dans toute espèce de baignoire.

SOYA.

Pain de Soya Lecerf.

Composition. — Farine très azotée, extraite du haricot du Japon, plante de la famille des Légumineuses, originaire du Japon et de l'Indo-Chine, acclimatée en Autriche, ne contenant que peu de substances amylacées et sucrées.

INDICATIONS. — Diabète, obésité.

MODE D'EMPLOI. — On prépare des pains, des gâteaux et des biscuits.

SOZOÏODOL.

Sozoïodol de soude (Reinicke).

INDICATIONS. — Succédané de l'iodoforme : Diphtérie, maladies du nez, chancre mou.

SPARADRAP.

Sparadrap chirurgical à la glu (Chennevière).

MODE D'EMPLOI. — Chauffer légèrement, au moment de l'application.

SPARTÉINE.

Remède de Pistoia.

COMPOSITION. — Remède secret, à base de spartéine, préparé dans un couvent des environs de Pistoia, et dont les principaux éléments paraissent être le genêt à balais (*Genista scoparia*) et la gentiane (*Gentiana lutea*).

INDICATIONS. — Goutte chronique.

Mais il ne doit être employé que par les malades dont les reins fonctionnent bien, et l'urine doit être fréquemment analysée au cours de son emploi, de peur de phénomènes toxiques pouvant résulter de l'accumulation de la spartéine.

Solution de spartéine (Houdé).

COMPOSITION. — A base de sulfate de spartéine:

4 centigrammes par centimètre cube. La morphine est associée au sulfate de spartéine, et réduite peu à peu, tandis que la proportion de spartéine augmente jusqu'à suppression complète de la morphine.

INDICATIONS. — Morphinomanie.

MODE D'EMPLOI. — Injections hypodermiques.

STRONTIUM.

Bromure de strontium de Paraf Javal.

COMPOSITION. — 2 grammes de bromure par cuillerée à bouche.

INDICATIONS. — Hystérie, épilepsie, chorée.

DOSES ET MODE D'EMPLOI. — Solution ou sirop; 2 à 4 cuillerées par jour.

Iodure de strontium de Paraf Javal.

COMPOSITION. — 1 gramme de sel par cuillerée à bouche.

INDICATIONS. — Maladies du cœur, lymphatisme, asthme, rhumatisme.

DOSES ET MODE D'EMPLOI. — Solution ou sirop.

Lactate de strontium de Paraf Javal.

COMPOSITION. — 2 grammes de lactate par cuillerée à bouche.

INDICATIONS. — Maladie de Bright, dyspepsies, dilatation de l'estomac.

DOSES. — 2 à 4 cuillerées par jour.

STROPHANTUS.

Élixir poly-ioduré Duflot.

COMPOSITION. — A base de *Strophantus hispidus*,

plante de la famille des Apocynacées, qui croit au Sénégal et en Guinée.

INDICATIONS. — Affections du cœur (Dujardin-Beaumetz).

DOSES ET MODE D'EMPLOI. — Un verre à liqueur à la fin des repas.

Granules de Catillon.

COMPOSITION. — Préparés avec 1 milligramme d'extrait titré de strophantus.

MODE D'ACTION. — Produisent une diurèse rapide, relèvent le cœur affaibli.

INDICATIONS. — Asystolie, dyspnée, oppression, œdème, angine de poitrine.

DOSES ET MODE D'EMPLOI. — 2 à 4 granules par jour. On peut en continuer longtemps l'usage, car il n'y a pas d'accumulation.

STRYCHNINE.

Vin de T. F. Papon anti-dyspeptique et reconstituant à l'Ignatia amara et au fer.

COMPOSITION. — Ce vin est à la fois un digestif et un tonique puissant.

Il doit ses propriétés digestives uniquement à l'*Ignatia amara* et ses propriétés toniques aussi bien à cette substance qu'au *fer*, dont il est composé.

Une cuillerée de Vin contient 1 milligramme d'alcaloïdes réunis de la fève de Saint-Ignace, correspondant, comme toxicité, à 1/2 milligramme de strychnine et 0 gr. 15 de sels de fer.

La teinture ou gouttes amères de Baumé est rangée à juste titre parmi les préparations dont l'utilité est le moins contestable : mais on peut lui reprocher de ne pas avoir toujours la même composition et par conséquent d'être infidèle. Voici ce que du reste Trousseau et Pidoux disent à ce sujet : *Le mode de prépa-*

ration des gouttes amères de Baumé est mal conçu; il doit donner un produit très variable, selon que la concentration a été plus ou moins grande.

Les gouttes amères de Baumé possèdent, de plus, une très grande amertume qui provoque, surtout chez les femmes, des nausées et des vomissements.

Amertume excessive, composition variable, tels sont les inconvénients de sérieuse importance que présente la teinture de Baumé.

Il était utile de trouver une préparation pharmaceutique, jouissant des mêmes vertus, et dont on ne puisse pas faire les mêmes critiques.

Indications thérapeutiques. — Le Vin de Papon est par sa composition, non seulement un excellent digestif, mais aussi le meilleur des toniques.

Sous son influence, l'appétit augmente rapidement, les digestions deviennent faciles, les forces s'accroissent.

Son emploi est surtout indiqué :

1° Dans les *paresses digestives* des gens débilités, des vieillards, des personnes à tempérament lymphatique, dans les *pneumatoses*, c'est-à-dire dans les digestions accompagnées de développement considérable de gaz, en un mot, dans toutes les dyspepsies qui ne sont pas d'origine irritative;

2° Dans la *chloro-anémie*, l'*aménorrhée*, les *flueurs blanches*, la *cachexie paludéenne*, l'*hydropisie cachectique;*

3° Dans la *bronchite chronique*, l'*emphysème*, le *catarrhe suffocant* des vieillards ;

4° Dans l'*impuissance*, les *pertes séminales*, l'*incontinence d'urine*, lorsqu'il y a simplement inertie des organes génito-urinaires;

5° Dans tous les cas de *paralysie sine materia*, ou tout au moins lorsqu'on est à l'abri de toute réaction inflammatoire.

Sur toutes ces affections, en apparence si disparates, le médicament agit par un même mode d'action : *en stimulant le système nerveux parésié et en rendant aux tissus leur tonicité.*

Doses et mode d'emploi. — Le meilleur moment pour administrer le Vin anti-dyspeptique et reconstituant de Papon est celui du repas, après le potage ; s'il existait de l'inappétence, on le donnerait un peu avant de manger.

Chaque cuillerée à bouche est rigoureusement dosée à 1 milligramme d'alcaloïdes et 15 centigrammes de sel ferrique.

La dose de 2 à 4 cuillerées à bouche par jour pour un adulte ; 2 à 4 cuillerées à café pour un enfant de cinq à dix ans, sera suffisante dans tous les cas.

STRYCHNINE.

Granules de Baumé du Dr Legros et Cie.

Composition. — Chaque granule correspond à II gouttes de teinture.

Mode d'action. — Ces granules agissent avec la même énergie que les *Gouttes de Baumé.*

Indications. — Ce précieux remède n'a pas trouvé d'équivalent dans les affections de l'estomac, dues à l'atonie de cet organe : *inappétence, digestion lente, dyspepsie flatulente, dilatation stomacale, constipation*, etc.

Doses et mode d'emploi. — D'un dosage constant, ils ont l'avantage de pouvoir être prescrits aux personnes les plus délicates, que l'amertume extrême de la préparation liquide empêche de se soumettre à cette médication.

Ils suppriment l'emploi du compte-gouttes, qui souvent ne permet pas aux malades de suivre régulièrement leur traitement.

Prescrire granules de *Baumé-Legros.*

SUBLIMÉ.

Pilules au sublimé et au gluten de Cabanes.

COMPOSITION. — Chaque pilule contient 1 centigr. de sublimé, 5 centigr. de gluten.

INDICATIONS. — Ces pilules représentent la véritable formule du Dr Simonet, médecin de l'hôpital du Midi, qui les ordonnait avec le plus grand succès dans les manifestations syphilitiques. Tolérance parfaite, pas de salivation ni de diarrhée.

DOSES. — 1 à 6 par jour selon la gravité des cas.

SUBLIMÉ.

Tubes de sublimé Vigier.

COMPOSITION. — Solution alcoolique bleue, inaltérable, pour préparer instantanément des solutions au titre voulu.

DOSES. — Les tubes sont préparés de façon à contenir 0 gr. 25, 0 gr. 50 ou 1 gr. de sublimé.

Papier du Dr Balme.

MODE D'EMPLOI. — Pour faire une solution de sublimé, plonger une feuille dans 2 litres d'eau.

SULFATE D'OXYDE NITRIQUE.

Solution oxygénante hématogène de A. Lavocat.

COMPOSITION. — Solution titrée de sulfate d'oxyde nitrique.

INDICATIONS. — Diabète sucré et dyspepsies.

DOSES ET MODE D'EMPLOI. — Une cuillerée à soupe, à chaque repas, dans un verre d'eau et de vin (1).

(1) Voy. pour renseignements complémentaires l'article *Oxygène*, p. 182.

SULFATE DE QUININE.

Capsules de Pelletier.

Composition. — Chaque capsule contient 10 centigrammes de sulfate de quinine.

Indications. — Fièvres intermittentes.

Mode d'emploi. — Elles s'entr'ouvrent en quelques minutes dans l'eau froide.

Pilules anti-névralgiques de Pommier.

Composition. — Elles contiennent du sulfate de quinine, et en outre des substances végétales anti-nerveuses.

Indications. — Fièvres intermittentes et douleurs névralgiques continues.

SULFONAL.

Pastilles Acard.

Composition. — Le sulfonal est le produit de la combinaison de l'éthylmercaptan et de l'acétone. Chaque pastille contient 1 gramme.

Indications. — Insomnies nerveuses (C. Paul).

Doses et mode d'emploi. — Deux pastilles par jour, matin et soir.

SULFURE DE SODIUM.

Sirop et granules Crosnier.

Composition. — Monosulfure de sodium et goudron.

Indications. — Phtisie, bronchites, laryngites, dermatoses.

Doses et mode d'emploi. — Une cuillerée à bouche de sirop ou 2 granules, matin et soir, une heure avant, ou deux heures après les repas.

Solution de A. Petit.

Composition. — Solution au centième de monosulfure de sodium cristallisé : 6 centimètres cubes correspondent à un litre d'eau minérale sulfureuse de Cauterets ou des Eaux-Bonnes.

TAMARIN.

Extrait de tamarin Besson.

Composition. — Sarcocarpe du Tamarinier (*Tamarindus indica*), originaire d'Égypte.

Indications. — Constipation, chez les enfants et chez les adultes.

Doses. — De une cuillerée à café à 1 ou 2 cuillerées à soupe, suivant l'âge.

Tamar indien de Grillon.

Mode d'action. — Laxatif doux.

TANNIN.

Sirop iodo-tannique Guilliermond.

Voir *Iode*, page 140.

Cachets tanniques du Dr Lasniée.

Composition. — Chaque cachet contient :

Créosote de Hêtre	25	centigr.
Tannin	50	—
Phosphate de chaux	50	—
Camphre en poudre	5	—

Indications. — Phtisie.

Doses et mode d'emploi. — 2 à 6 cachets par jour. aux repas.

Pommade dermatique Moulin.

Composition. — A base de tannin.

Indications. — Maladies de la peau.

Réglisse Sanguinède.

Composition. — Tannin, sucre, amidon, asparagine et glycyrrhizine.

Indications. — Rhumes, gastrites, mauvaises digestions.

Mode d'emploi. — A prendre entre les repas.

TARTRATE DE FER.

Pilules ferrugineuses de Pommier.

Composition. — A base de proto-tartrate de fer. Ces pilules sont d'une absorption facile et d'une inaltérabilité complète.

Indications. — Tous les cas où les ferrugineux sont indiqués.

Doses. — Deux pilules, avant chaque repas.

TARTRATE FERRICO-POTASSIQUE.

Liqueur ferrugineuse de J.-B. Carrié.

Composition. — 20 centigrammes par cuillerée à café.

Mode d'action. — Remplace la teinture de Mars tartarisée.

Indications. — Anémie.

Doses et mode d'emploi. — Une cuillerée à café à chaque repas, dans un verre d'eau rougie.

TERPINE.

Élixir de terpine Vigier.

Composition. — Chaque cuillerée à bouche contient 0 gr. 50 de terpine.

Indications. — Affections catarrhales des voies respiratoires, des reins, de la vessie, rhumes, bronchites, etc.

Capsules de terpinol Adrian.

Composition. — Le Terpinol dérive de l'essence de térébenthine ; il est obtenu en mettant en contact 4 parties d'essence de térébenthine, 3 parties d'alcool et 1 partie d'acide azotique.

Mode d'action. — Diurétique et modificateur des sécrétions catarrhales.

Indications. — Maladies des bronches, des reins et de la vessie.

Doses et mode d'emploi. — 4 à 8 capsules de 10 centigrammes par jour.

Liqueur Mariani à la terpine et à la coca.

Composition. — Terpine (hydrate d'essence de térébenthine) et coca ; 20 centigrammes de terpine par cuillerée à bouche.

Indications. — Affections catarrhales, anémie chlorose, atonie.

Doses et mode d'emploi. — Une à 2 cuillerées à bouche, matin et soir, ou avant les deux repas.

Terpine Gonnon.

Composition. — A base de terpine.

Indications. — Toux.

Doses. — 5 à 6 capsules par jour.

THUYA.

Thuya Wuhrlin.

Composition. — A base de *Thuya occidentalis canadensis.*

INDICATIONS. — Végétations et épithéliomas.

DOSES ET MODE D'EMPLOI. — Prendre avant chaque repas, dans un peu d'eau, X gouttes et augmenter de II à IV gouttes par repas jusqu'à C et CL gouttes.

Une cuillerée à bouche dans un litre d'eau chaude pour injections prolongées deux fois par jour ou application du thuya pur sur la partie malade.

VALÉRIANATE D'AMMONIAQUE.

Capsules Bruel.

COMPOSITION. — Mélange de valérianate, d'alcool amylique et d'acide sulfurique.

MODE D'ACTION. — Dissout la cholestérine.

INDICATIONS. — Névralgies, migraines, coliques hépatiques et néphrétiques.

DOSES. — 3 à 10 capsules par vingt-quatre heures.

Capsules Rousseau.

COMPOSITION. — Chaque capsule renferme 10 centigrammes de valérianate d'ammoniaque.

Valérianate Pierlot.

COMPOSITION. — A base de valérianate d'ammoniaque liquide.

INDICATIONS. — Névroses, névralgies.

DOSES ET MODE D'EMPLOI. — Une cuillerée à café, matin et soir, dans un demi-verre d'eau sucrée.

VALÉRIANATE DE CÉRIUM.

Valérianate de cérium de Paul Thibault.

COMPOSITION. — Poudre blanche, obtenue par la combinaison du cérium et de l'acide valérianique.

INDICATIONS. — Vomissements chroniques de la coqueluche et mal de mer.

Doses et mode d'emploi. — Prendre 4 pilules : 2 le matin, 2 dans la journée, deux ou trois heures avant les vomissements présumés.

VALÉRIANATE DE ZINC.

Dragées des Prémontrés.

Composition. — A base de valérianate de zinc et des principes actifs du quinquina.

Indications. — Névralgies, névroses.

VASELINE.

Lanoline Liebreich.

Composition. — Éther cholestérique, provenant des substances kératinisées. C'est une graisse aseptique et stérile. Se combine avec l'eau. Ne rancit pas.

Mode d'emploi. — Sert à incorporer à une pommade une solution de sel, d'extrait, d'alcaloïde, d'antiseptique soluble (Bocquillon-Limousin).

VÉSICATOIRES.

Vésicatoire d'Albespeyres.

Composition. — Le Vésicatoire d'Albespeyres est préparé par des procédés mécaniques spéciaux, et il contient de la cantharide titrée incorporée à la masse emplastique.

Ce Vésicatoire, après avoir été comparé à tous les autres, a été le seul choisi par le Conseil de santé des armées, et il est aujourd'hui le seul employé dans les hôpitaux militaires de l'armée française.

Il prend toujours et agit très régulièrement en quatre heures chez les enfants, et six à dix heures chez les adultes.

Il adhère très bien à la peau, et après la formation de la phlyctène, il s'en détache très facilement, sans laisser aucun débris de masse emplastique sur l'épiderme.

Mode d'action. — Toutes les fois qu'un médecin prescrit un vésicatoire, il ne doit pas oublier que le Vésicatoire d'Albespeyres est un agent vésicant sur l'efficacité duquel il peut compter avec certitude.

Il y a lieu également de rappeler que le vésicatoire d'Albespeyres est un révulsif tout à fait spécial, dont l'action est tout à fait différente de celle des agents caustiques ou des pointes de feu, par exemple.

Dans tous les cas, le vésicatoire présente une modalité particulière dans ses effets dépendant de la cantharidine, qui lui communique une efficacité spéciale contre toutes les affections inflammatoires de nature infectieuse. En raison de sa composition constante, le Vésicatoire d'Albespeyres est surtout d'un emploi avantageux dans ces cas souvent si complexes.

Doses et mode d'emploi. — Le mode d'emploi est des plus simples. Il suffit d'appliquer le Vésicatoire d'Albespeyres par le côté noir et de le fixer par un lien quelconque. La dose, c'est-à-dire la grandeur du vésicatoire, ne peut faire l'objet d'aucune observation générale, vu la diversité pour ainsi dire infinie des indications thérapeutiques, relatives à l'emploi du vésicatoire.

Vésicatoire liquide de Bidet.

Mode d'emploi. — Application facile sur tous les points saillants ou creux ; il reste fixe, quels que soient les mouvements.

VIANDE CRUE.

Élixir alimentaire Ducro.

Composition. — Cet Élixir est préparé avec la viande crue, l'eau-de-vie et les oranges amères.

Il a le degré alcoolique d'un vin généreux et son goût est celui des écorces d'oranges.

Aux principes qu'il emprunte à la viande crue, s'ajoutent les qualités d'antidéperditeur de l'alcool, qui de plus est une garantie de sa bonne conservation et écarte tout danger du ténia. Lorsqu'en 1868 le professeur Fuster, de la Faculté de Montpellier, fit connaître les succès qu'il obtenait dans les maladies de poitrine par l'emploi simultané de la viande crue et de l'alcool, cette médication fut tout d'abord d'une application difficile à cause de la répugnance des malades. C'est alors que Ducro composa la formule de son Élixir alimentaire, qui, grâce à son goût agréable, est pris avec plaisir par les malades qui ont le plus de répugnance pour les aliments.

Indications. — Anorexie, anémie, phtisie, rachitisme, dyspepsie, débilité, croissances difficiles, convalescences, affections cancéreuses.

Doses et mode d'emploi. — Une à deux cuillerées au moment du repas. Pour les personnes qui refusent toute nourriture, toutes les deux heures, soit pur soit étendu d'un peu d'eau.

VIANDE CRUE.

Musculine Guichon.

Composition. — C'est une préparation alimentaire et médicinale, formée de la partie la plus délicate du filet de bœuf — conservée à l'état cru, à l'aide de minutieux procédés, mais *sans mélange ni contact d'aucun agent chimique*, et présentée sous la forme de

« Tablettes glacées » d'un aspect et d'un goût agréables. Chaque tablette ou pastille, du poids de 2 grammes, représente la « *substance nutritive et seule assimilable* » de 10 grammes environ de chair musculaire crue. Ce produit, d'une richesse alibile incomparable, a été soigneusement débarrassé de tous les éléments inertes ou réfractaires à la digestion.

Indications. — Il possède l'immense avantage de restaurer énergiquement les forces des malades, tout en n'imposant aucune fatigue aux estomacs les plus délabrés.

Beef Lavoix.

Composition. — Vin, viande, quina, phosphate.

Mode d'action. — Tonique, apéritif, reconstituant.

Bouillon de Santé Rousset.

Composition. — 100 grammes de produit analysé renferment :

Matières albuminoïdes	7 gr. 75
Principes extractifs	3 — 70
Chlorure de sodium	9 — 20
Phosphates solubles	2 — 60
Sels divers et pertes	0 — 70
Eau	76 — 25

Indications. — Anémie, dyspepsie.

Jus de viande Valentine.

Composition. — Jus concentré de bœuf.

Mode d'emploi. — Se prend mêlé à l'eau froide.

Jus de bœuf de Wyeth.

Composition. — Préparation liquide, obtenue avec de la viande de bœuf, et contenant les principes albumineux nutritifs.

INDICATIONS. — Débilité, convalescence.

DOSES ET MODE D'EMPLOI. — Une demi-cuillerée à café, dans un demi-verre d'eau tiède ou glacée.

VICHY-ÉTAT.

Sels de Vichy-État.

COMPOSITION. — Ces sels sont préparés de la manière suivante :

L'eau minérale est amenée des sources, à l'aide d'une pompe, dans de grands bacs en tôle chauffés à une température variable et maintenue ainsi jusqu'à ce que les bicarbonates de chaux et de magnésie qu'elle renferme soient transformés en carbonates insolubles qui se précipitent; on place ensuite cette eau dans un grand bac et on la soumet à l'ébullition, à feu nu, jusqu'à ce qu'elle soit évaporée à 24 degrés de l'aréomètre.

Cela fait, on la transporte dans des cristallisoirs en pierre, où, au fur et à mesure de son refroidissement, elle donne naissance à des cristaux qui se déposent sur les parois.

On enlève ces cristaux, qui sont surtout constitués par du carbonate de soude neutre, et on les soumet à l'action du gaz carbonique qui se dégage des sources; cet acide restitue à ce carbonate l'acide carbonique qu'il avait perdu par l'action de la chaleur et reconstitue un composé salin semblable à celui qui existait dans l'eau minérale.

MODE D'EMPLOI. — C'est ce produit qui, desséché à une basse température et pulvérisé, sert à préparer l'*Eau de Vichy artificielle* et les *Pastilles dites de Vichy*.

Les sels extraits des eaux de Vichy employés en boissons, en bains, en pastilles, ont-ils une efficacité supérieure au bicarbonate de soude? « Je n'hésite pas, dit M. Durand-Fardel, à répondre affirmativement. » Ceux-ci, tout en présentant toutes les propriétés du bicarbonate de soude, empruntent aux sels, qu'ils retiennent après l'évaporation des eaux, des qualités plus toniques, et aussi quelque chose de plus qu'il est difficile de déterminer et que l'expérience permet de constater.

Pastilles de Vichy-État.

Composition. — Les pastilles de Vichy-État sont bien connues : toutefois leur application ne remonte pas au delà de 1822. Darcet, ayant remarqué que le bicarbonate de soude était la substance la plus active des eaux de Vichy, eut l'idée d'en faire des pastilles auxquelles il donna le nom de *Pastilles de Vichy*. C'est avec les *Sels extraits des Eaux de Vichy* que sont préparées aujourd'hui les pastilles provenant de l'Établissement thermal de Vichy, conformément à la formule de Darcet, sauf la substitution de ces sels au bicarbonate de soude.

Indications. — Ce médicament a une grande valeur thérapeutique dans le traitement des affections de l'estomac.

ZINC.

Zingol (Brigonnet et Naville).

Composition. — Dérivé du crésylol et du zinc.

Indications. — Antisepsie et désinfection.

Doses et mode d'emploi. — Une solution d'un verre à bordeaux par litre d'eau.

DEUXIÈME PARTIE

MÉMORIAL THÉRAPEUTIQUE

ANGINE. — **Chlorate de potasse** : Pastilles de Dethan, 58. — **Coaltar** : Coaltar Le Beuf, 64. — **Codéine** : Sirop et pâte Berthé, 72.

ANGINE DE POITRINE. — **Nitrite d'amyle** : Ampoules Boissy, 180.

ANOREXIE. — Élixir alimentaire Ducro, 244. — Quassine Fremint, 211.

ANTHRAX. — Coaltar Le Beuf, 64. — Savons antiseptiques Vigier, 26.

APHTES. — **Chlorate de potasse** : Pastilles de Dethan, 58; Tablettes de Deslauriers, 59. — **Cocaïne** : Gargarisme sec du Dr Williams, 69.

APPÉTIT. — Sirop Acard au bromure de strontium, 47.

ARTÉRIO-SCLÉROSE. — **Iode** : Vin Nourry, 144.

ARTHRITISME. — **Hermodacte** : Liqueur Laville, 167. — **Lithine** : Poudre Lartigue antigoutteuse, 169.

ASTHME. — **Antipyrine** : Solution d'antipyrine Reynal, 22. — **Arsenic** : Granules de Fowler-Legros, 31. — **Bromure de potassium** : Dragées Gélineau, 44. — **Caféine** : Iodure Vernade, 48. — **Chloral** : Bromochlodia, 56; Chloral bromuré Dubois, 55. — Cigares Barral, 17; Cigares de Joy, 19; Cigarettes Escouflaire, 18; Cigarettes Espic, 19; Cigarettes Merklen-Audistère, 19. — **Créosote** : Capsules Cognet, 101; Émulsion Marchais, 80. — **Datura** : Poudre Bouillot, 88. — **Digitaline** : Granules et solution d'Homolle et Quévenne, 91. — **Gaïacol** : Pilules sibériennes Muthelet, 118. — **Iode** : Vin Nourry, 144. — **Iodure** : Ampoules Boissy, 148; Sirop Boissy, 154. — Papier Barral, 17; Papier Fruneau, 20. — Poudre d'Abyssinie d'Exibard, 20; poudre antiasthmatique Escouflaire, 18; Poudre de Clery, 20. — Tubes de Casca-Levasseur, 20.

ATAXIE. — Phosphure de zinc Coirre, 203.

ATHREPSIE. — Papaïne Trouette-Perret, 184.

ATONIE DES ORGANES DIGESTIFS. — **Absinthine** : Globules Duquesnel, 13. — **Cascara sagrada** : Cascarine Leprince, 51; Dragées cascara Demazière, 51; Pilules Eparvier, 27. — **Strychnine** : Granules de Baumé-Legros, 235.

BLENNORRAGIE. — **Bismuth** : Injection de Patosson,

CHLORO-ANÉMIE. — **Fer** : Fer Quevenne, 106; Liqueur et pilules Laprade, 15; Protoxalate Girard, 111. — **Iode** : Vin Nourry, 144. — **Strychnine** : Vin de T. F. Papon, 233.

CHLOROSE. —**Albuminate de fer** : Dragées Trouette, 15. — **Chlorhydro-phosphate de chaux** : Solution Coirre, 60. — **Cresson** : Suc Maître, 87. — **Ergot de seigle** : Dragées Grimaud, 96 ; Élixir du Dr Pelletan, 97. — **Fer** : Dragées Mariani, 107 ; Élixir et dragées Mannet, 108; Élixir Rabuteau, 109; Fer Bravais, 109; Peptofer Jaillet, 110 ; Phospho-glyco-fer Cheynet, 104, 126, 173; Pilules de Blaud, 50; Pilules Pourtal, vin Pourtal, granules Pourtal, 105; Pilules Régina, 111: Poudre de Burin du Buisson, 111 ; Rhamno-fer Eparvier, 106; Sirop et dragées F. Ville à l'iodure de fer, 107 ; Sirop et dragées F. Ville au lactate de fer, 107; Solution Lebaigue, 112; Solution martiale concentrée, 112. — **Foie de morue** : Dragées, grains et vin Meynet, 112. — **Glycérophosphates** : Phosphate vital, 126; Phospho-glyco-fer Cheynet, 126. — **Hématine** Buquet. — **Hémoglobine** : Dragées Martinet, 133 ; Hémoglobine de V. Deschiens, 133. — **Histophiline** : Leroux, 134. — **Iode** : Vin Nourry, 144; Vin tannique de Bagnols, 147. — **Iodure de fer** : Bulles glutineuses, 151 ; Dragées Demazière à l'iodure de fer et Cascara, 51 ; Dragées de Foucher, 152; Dragées et Sirop de F. Gille, 150 ; Pilules et sirop Blancard, 149. — **Kola** : Kola-Bah-Natton, 155 ; Kola-fer Trouette, 160; Kola granulée Vigier, 160; Vin Écalle, 159 ; Vin, pilules et pastilles au phospho-kola de Muthelet, 158. — **Lactate de fer** : Dragées de Gélis et Conté, 163. — **Peptone** : Vin Defresne, 192. — **Phosphate de fer** : Biphosphate Trehyou, 202. — **Phosphure de zinc** Coirre, 203. — **Pyrophosphate de fer** : Dragées, pilules, solution et vin de Robiquet, 209; Phosphate de Leras, 210. — **Quina** : Vin d'Ossian Henry, 212. — **Quinquina** : Vin de Bellini, 213 ; Vin tonique L. Reynal, 214. — **Salicylate de fer** de Schlumberger, 219. — **Viande crue** : Élixir alimentaire Ducro, 244 ; Musculine Guichon, 244.

LUPUS. — Stérésol du Dr Berlioz, 29.

LYMPHATISME. — **Algues marines** : Vin Leret, 15. — **Chlorhydrophosphate de chaux** : Solution Coirre, 60. — **Cresson** : Rob Lechaux, 86; Sirop de Mayaud, 86. — **Eucalyptol** : Huile de Pourtal, 100. — **Iode** : Sirop Guilliermond, 144; Vin de coca, 147; Vin gaulois de Jouisse, 143; Vin Girard, 140; Sirop iodo-tannique phosphaté de Girard, 141; Vin Nourry, 144. — **Iodure de fer** : Dragées et sirop F. Gille, 150; Pilules et sirop à l'iodure ferreux de Blancard, 149; Sirop Philipon, 152. — **Phosphure de zinc** Coirre, 203.

MAL DE MER. — Pélagine Fournier, 188. — Solution d'antipyrine Reynal, 22.

MAMMITE. — Pommade Germain (chromuline).

MENSTRUATION DIFFICILE. — **Albuminate de fer** : Dragées Trouette, 15. — **Bromure de potassium** : Dragées Gelineau, 44. — **Cassia occidentalis** : Vin et poudre de café nègre de Natton, 52. — **Chloral** bromuré Dubois, 55. — **Iode** : Sirop Guilliermond, 144 ; Vin Nourry, 144. — **Pyrophosphate de fer** : Dragées et pilules Robiquet, 209.

MÉTRITES. — Bromo-Carbol, 41. — Pericols Legros, 124.

MÉTRORRHAGIES. — **Ergotine** : Dragées et potion Bonjean, 98. — **Phosphure de zinc** Coirre, 203.

MIGRAINE. — **Aconitine** : Pilules de Saint-Cloud, 14. — **Antipyrine** : Antipyrine Knorr, 23; Antipyrine effervescente Leperdriel, 24; Élixir Laroze, 21; Migrainine J. Paquignon, 24; Solution Reynal, 22. — **Bleu de méthylène** : Pilules Doumer, 38. — **Cascara Sagrada** : Pilules Éparvier, 217. — **Éther** : Perles Clertan, 99. — **Hypnal** : Élixir Claron, 139. — **Pepsine** : Perles de Chapoteaut, 191. — **Phénédine** Pelisse, 198. — **Salicylate de soude** : Sirop du Dr Abeille 220.

MOELLE (maladies de la). — Glycéro-phosphate de Bruel, 126.

MORPHINOMANIE. — **Spartéine** : Solution Houdé, 231.

MYXŒDÈME. — Liquide thyroïdien de Brown-Sequard, 168; Tablettes de thyroïde, 168.

NAUSÉES. — **Algues marines** : Vin Leret, 15 — **Cascara Sagrada** : Cascarine Leprince, 51.

73; Sirop Zed, 73. — **Créosote** : Bulles créosotées de Cornu, 83; Capsules de Berthé, 83; Capsules Cognet, 101; Émulsion Marchais, 80; Gouttes livoniennes, 83. — **Gaïacol** : Pilules sibériennes Muthelet, 118. — **Grindelia** : Capsules Derbecq, 130. — **Lactucarium** : Sirop d'Aubergier, 164. — **Morphine** : Sirop de Flon, 178. — **Soufre** : Sirop Crosnier, 230. — **Terpine** : Terpine Gonnon, 240.

TUBERCULOSE. — **Chlorhydrophosphate de chaux** : Solution Coirre, 60; Solution Henry Mure, 61; Solution Mercier, 60; Solution Pautauberge, 60. — **Créosote** : Capsules Cognet, 101; Carbonate de créosote Heyden ou créosotal, 84; Gouttes livoniennes, 83; Vin Vauthier Marcq, 86. — **Eucalyptol** : Capsules Cognet à l'eucalyptol absolu iodoformo-créosoté, 101. — **Gaïacol** : Capsules de Berthé, 116; Capsules Hemet, 116; Carbonate Vigier, 116; Perles Clertan, 118. — **Iode** : Sirop iodo-tannique Guilliermond, 144; Sirop Laroze à l'iodure de potassium ou à l'iodure de sodium, 142; Vin Nourry, 144. — **Iodoforme** : Capsules Boette, 148; Capsules Cognet, 101. — **Iodure de fer** : Dragées et sirop de F. Gille, 150. — **Kola** : Kola-Bah-Natton, 155; Vin, pastilles, pilules Muthelet, 158. — **Peptone** : Peptone Cornelis, 194; Pepto-gaïcaol Jeannon, 196. — **Viande crue** : Élixir alimentaire Ducro, 244; Musculine Guichon, 244.

TUMEURS. — **Iodure de fer** : Pilules et sirop Blancard, 149.

ULCÈRES. — Lorétine Knorr, 170.

ULCÈRES DE L'ESTOMAC ET DE L'INTESTIN. — **Légumine** : Biscottes du Dr Voebt, 165.

ULCÈRES VARIQUEUX. — Eau Hanotel, dite la Souveraine. — Pommade Germain (chromuline).

URÈTRE (maladies de l'). — **Bougies** Chaumel à tous médicaments, 121.

URÉTRITE BLENNORRAGIQUE. — **Chlorohydrargyrate de sodium** : Injection Parat, 61.

URÉTRITE INFECTIEUSE. — **Glycérine** : Bougies Passemard-Vigier, 124.

URINAIRES (maladies des voies). — **Acide borique** :

TROISIÈME PARTIE

MÉMORIAL PHARMACEUTIQUE

1° RÉPERTOIRE DES SPÉCIALITÉS (1).

(1) Les noms en *italique* désignent les fabricants ou dépositaires des spécialités : leurs adresses se trouvent p. 290.

2° RÉPERTOIRE DES SPÉCIALISTES (1).

ACARD, rue Neuve-Popincourt, 2 et 4.
ADRIAN ET Cie, rue de la Perle, 9 et 11.
ALEXANDRE, rue des Mathurins, 19.
ALLIÉ (P.) ET Cie, rue des Lions-Saint-Paul, 2.
ARMINGEAT, boulevard Magenta, 19.
ASTIER, avenue Kléber, 72.
AUDISTÈRE, rue de Rivoli, 20.
AUGENDRE, Maisons-Laffitte (Seine-et-Oise).
AUGUET, rue Thomassin, 8, Lyon (Rhône).
BAIN ET FOURNIER, rue d'Amsterdam, 43.
BARDY, rue de Rome, 7.
BAUDON, rue Charles V, 12.
BAYARD, rue Sévigné, 11.
BENGUÉ, rue La Bruyère, 34.
BÉRAL, rue de la Paix, 14.
BERTRAND, avenue de Versailles, 182.
BEUVRIER, avenue de Villiers, 103.
BLAUD, Beaucaire (Gard).
BLOTTIÈRE, rue de Sèvres, 56.
BOBÉE, avenue Bosquet, 49.
BOCQUILLON-LIMOUSIN, rue Blanche, 2 *bis*.
BOETTE, rue Blanche, 65.
BOHN, Sèvres (Seine-et-Oise).
BOISSIER ET FOURNIER, rue de la Poulaillerie, Lyon.
BOTOT, rue de la Paix, 17.
BOUCHÉ, rue de Bondy, 38.
BOUTY, rue d'Aboukir, 119.
BOVET, place Marquis, Clamart (Seine).
BRACHAT, Bordeaux (Gironde).
BRETONNEAU, rue Marengo, 6.
BRIGONNET ET NAVILLE, La Plaine-Saint-Denis (Seine).
BRUEL, Gallardon (Eure-et-Loir).
BRUNEAU (L.), rue Nationale, 171, à Lille (Nord).
BRUNO-TAVERNIER, Lyon (Rhône).
BUQUET, Annœullin (Nord).
CABANÈS, boulevard Haussmann, 34.
CASTHELAZ, rue Sainte-Croix-de-la-Bretonnerie, 19.
CASTINEL, boulevard Longchamp, 22.
CATILLON, boulevard Saint-Martin, 3.

(1) Toutes les fois que la localité n'est pas indiquée, il s'agit de *Paris*.

Cavaillès, rue du Quatre-Septembre, 9.
Cazin, Faubourg-Montmartre, 32.
Chaix et Remy, rue de l'Orne, 10.
Champigny, rue Jacob, 19.
Chanteaud, rue des Francs-Bourgeois, 54.
Chapotot, boulevard Ornano, 56.
Charton (L.), Maisons-Laffitte (Seine-et-Oise).
Chassaing, avenue Victoria, 6.
Chassevant, rue Dauphine, 8.
Chatrousse, Grenoble (Isère).
Chaumel, rue Lafayette, 87.
Chennevière, rue Sévigné, 13.
Chevrier, Faubourg-Montmartre, 21.
Cheynet, Lyon (Rhône).
Christen, rue du Parc-Royal, 16.
Ciret, rue Mazarine, 60.
Claron, Lyon (Rhône).
Clin, rue des Fossés-Saint-Jacques, 20.
Cognet (A.), rue de Saintonge, 43.
Coirre, rue du Cherche-Midi, 79.
Collin, rue du Bac, 86.
Collin et Cie, rue de Maubeuge, 49.
Colomer, rue Bergère, 28.
Comar et fils, rue Saint-Claude, 28.
Cie fermière de Vichy, boulevard Montmartre, 8.
Cie Parisienne des couleurs d'aniline, Creil (Oise).
Cornu, rue de Vanves, 41.
Coupard, boulevard des Batignolles, 24.
Crinon, rue de Turenne, 45.
Crosnier, rue Vieille-du-Temple, 21.
Cruzel (J.-L.), Monte-Carlo (Principauté de Monaco).
Deglos (G.), boulevard Montparnasse, 38.
Dehaut, Faubourg-Saint-Denis, 147.
Dejardin, boulevard Haussmann, 109.
Delangrenier, rue Vivienne, 53.
Delanoe et Cie, Antrain, près Fougères (Ille-et-Vilaine).
Deleporte, avenue du Maine, 119.
Delouche et Cie, place Vendôme, 2.
Delpech, rue du Bac, 23.
Derbecq, rue de Charonne, 24.
Desnoix, rue Vieille-du-Temple, 17.
Dethan, rue Baudin, 23.
Detray, rue des Tournelles, 1.
Didier, boulevard Poissonnière, 24.
Ditely, rue des Écoles, 18.
Doré, rue Richer, 24.

Doumer (V.-E.), La Bastide-Murat (Lot).
Dubois, avenue Philippe-Auguste, 62.
Dubourg, rue Crozatier, 6.
Dufilho, Saint-Cloud (Seine).
Dumée, Meaux (Seine-et-Marne).
Dumez et Cie, avenue de l'Opéra, 5.
Dupontreué, rue du Bac, 6.
Dupuy, rue Saint-Martin, 225.
Duquesnel, rue Pavée-au-Marais, 24.
Duriez (Émile), place des Vosges, 20.
Duroziez, boulevard Saint-Michel, 58.
Écalle (H.), rue du Bac, 38.
Egasse et Bouyé, rue des Fossés-Saint-Jacques, 19.
Entrepôt spécial de produits hygiéniques, boulevard Poissonnière, 22.
Eparvier, Lyon (Rhône).
Evans (John), avenue de l'Opéra, 41.
Eymonnet, Dijon (Côte-d'Or).
Falkenburger, rue de l'Échiquier, 38.
Famel, rue de la Réunion, 86.
Fanyau, Lille (Nord).
Feneon, rue Paul-Bert, 18, Lyon (Rhône).
Ferré, rue de Richelieu, 102.
Fievet, rue Réaumur, 53.
Foucher (d'Orléans), boulevard Sébastopol, 20.
Fournier, rue de Provence, 114.
Fournier, place de la Madeleine, 22.
Fournier, Issy (Seine).
Fraudin, Boulogne-sur-Seine (Seine).
Frères Maristes, à Saint-Paul-Trois-Châteaux (Drôme).
Freyssinge, rue de Rennes, 105.
Fruneau (Vve), Nantes (Loire-Inférieure).
Fumouze frères, Faubourg-Saint-Denis, 78.
Gage (Paul), rue de Grenelle, 9.
Galbrun, rue Beaurepaire, 4.
Garde, Grande-Rue Guillotière, 143, Lyon (Rhône).
Gardy, rue Caumartin, 45.
Gauraz (Vital), Mennecy (Seine-et-Oise).
Gauthier (Ed.), rue Rochechouart, 38.
Gauthier et Cie, rue de Belleville, 145.
Gautier, rue Bugeaud, 50, Lyon (Rhône).
Gavinet, Lyon (Rhône).
Gazagne, Pont-Saint-Esprit (Gard).
Genevoix, rue des Beaux-Arts, 14.
Géraudel, Sainte-Menehould (Marne).
Gerbay, Roanne (Loire).

GIGON, rue Coq-Héron, 7.
GILLIARD, P. MONNET ET CARTIER, quai de Retz, 8, Lyon (Rhône).
GIRARD ET Cie, rue Vauvilliers, 45.
GIRARD (A.) ET Cie, rue de Condé, 22
GIRAUD, rue de Seine, 78.
GODINEAU, rue Saint-Lazare, 7.
GONNON, Lyon (Rhône).
GOURDEL, Cabourg (Calvados).
GOY (Ad.), Faubourg-Poissonnière, 4.
GRAS, rue Le Peletier, 9.
GRILLON, rue des Archives, 33.
HANOTEL, Charleville (Ardennes).
HEINTZ, rue de l'Arcade, 10.
HERTZOG, rue Grammont, 28.
HEYDEN (F. von), Radebeul, près Dresde (Allemagne).
HOGG, rue de Castiglione, 2.
HOUDÉ, rue Albouy, 29.
JACQUEMAIRE, Villefranche (Rhône).
JEANNON, avenue Mac-Mahon, 24.
JOLIVET, Faubourg-Saint-Honoré, 114.
JOLLY, Faubourg-Poissonnière, 64.
JOUBERT, rue des Lombards, 8.
JOUISSE, Orléans (Loiret).
JOUVENT, Marseille (Bouches-du-Rhône).
KNOLL, Ludwigshafen-sur-R. (Allemagne).
KNORR, Creil (Oise).
KUGLER, boulevard Malesherbes, 87.
LABELONYE, rue d'Aboukir, 99.
LABONNE, rue Montmartre, 65.
LACHARTRE, rue Boileau, 38.
LACOSTE, Bordeaux (Gironde).
LACROIX, rue du Château-d'Eau, 76.
LAMOUROUX, rue de Rivoli, 150.
LANCELOT, rue de l'Échiquier, 15.
LAPRADE, Issoudun (Indre).
LASNIER ET MARTIGNAC, boulevard Richard-Lenoir, 6.
LE BEUF, rue Lormand, 10, Bayonne (Basses-Pyrénées).
LEBON ET SALOMON, rue des Petites-Écuries, 7.
LEBRUN, Faubourg-Montmartre, 50 et 52.
LECHAUX, Bordeaux (Gironde).
LEGROS ET Cie, lauréats des hôpitaux, licenciés ès sciences, place de la République, 1 et 3.
LEPERDRIEL, rue Sainte-Croix-de-la-Bretonnerie, 54.
LEPRINCE, Bourges (Cher).
LEROUX, avenue Ledru-Rollin, 71.

LEROY, rue Daunou, 2.
LEVASSEUR, rue de la Monnaie, 23.
LOGEAIS, avenue Marceau, 37.
MAIRET, Lyon (Rhône).
MANYA, Collioure (Pyrénées-Orientales).
MARCHAIS, La Rochelle (Charente-Inférieure).
MARCHAND, rue Grenier-Saint-Lazare, 13.
MARIANI, boulevard Haussmann, 41.
MARTINET, rue Legendre, 70.
MASCLET, Valenciennes (Nord).
MASSAT, rue Saint-Lazare, 20.
MASSIGNON, rue Saint-Honoré, 93.
MAUSSEY, rue du Parc-Royal, 16.
MAZZA, rue aux Ours, 22.
MENU, rue Rodier, 25.
MERCIER, place de l'Odéon, 3.
MEUNIER, Grenoble (Isère).
MICHELAT ET LESUEUR, rue des Guillemites, 9.
MIDY, Faubourg-Saint-Honoré, 113.
MOISAN, rue d'Angoulême, 65.
MONAVON, rue de Trion, 10, Lyon (Rhône).
MORIDE, rue de la Tacherie, 2,
MOULIN, rue Louis-le-Grand, 30.
MOUSNIER et Cie, Sceaux (Seine).
MULLER, rue de la Bienfaisance, 40.
MUTHELET, La Pyramide-Angers (Maine-et-Loire).
NATTON (J.), rue des Bons-Enfants, 32.
NAUD, rue de Rambuteau, 20.
NICOLAY ET Cie, Laboratoire pharmaceutique, Zurich (Suisse).
NITOT, rue des Saints-Pères, 22.
OBERLIN (A.), place Cadet, 17.
ODET, Villette, près Vienne (Isère).
PACHAUT, boulevard Haussmann, 130.
PANCHÈVRE, rue du Louvre, 5 *bis*.
PAQUIGNON (J.) ET MAROUZEAU, Pharmacie normale, r. Drouot, 19.
PARAT, Périgueux (Dordogne).
PAUTAUBERGE, rue Jules-César, 22.
PEITZ ET Cie, place Beauvau.
PELISSE, rue de Sorbonne, 4.
PENNÈS, rue de Latran, 2.
PETIT (A.), rue Favart, 8.
PETITHUGUENIN, rue Drouot, 23.
PHARMACIE CENTRALE DE FRANCE, rue de Jouy, 7.
PHARMACIE CENTRALE SAINT-SULPICE, rue du Vieux-Colombier, 3.
PHILIPON, rue des Écoles, 30.
PIERRHUGUES, rue Vieille-du-Temple, 30.
PILLET, rue de Rivoli, 33.

Piot, rue Sainte-Croix-de-la-Bretonnerie, 28.
Planche, Marseille (Bouches-du-Rhône).
Pluszeski, rue Croulebarbe, 27.
Pourtal (A.-E.), Nîmes (Gard).
Pousson, rue Montmartre, 151.
Prost, rue Keller, 38.
Quesneville, rue de Buci, 12.
Raspail, rue du Temple, 14 et 16.
Reich, Marseille (Bouches-du-Rhône).
Reinicke, rue Sainte-Croix-de-la-Bretonnerie, 39.
Renaudin, Saint-Nazaire (Loire-Inférieure).
Reynal (L.), boulevard du Temple, 42.
Ricard, Grenoble (Isère).
Ricqlès, rue Richer, 41.
Rigaud, rue Vivienne, 8.
Rigollot et Cie, avenue Victoria, 24.
Roberts et Cie, rue de la Paix, 5.
Robin, rue de Poissy, 13,
Robin, rue Grenier-Saint-Lazare, 13.
Robin (Ch.), Segré (Maine-et-Loire).
Rocher, rue de Turenne, 112.
Rousseau, rue de Rome, 54.
Roy, boulevard Suchet, 81.
Roy (Th.), Asnières (Seine).
Sabatier, avenue d'Antin, 71.
Saison, Faubourg-Poissonnière, 9.
Sanguinède, Montpellier (Hérault).
Sauvage, Malaunay (Seine-Inférieure).
Schaffner, rue de Douai, 58.
Schlumberger et Cerckel, rue Bergère, 26.
Secretan, rue Decamps, 52.
Seguin (Gilbert), rue Saint-Honoré, 165.
Seguin, rue Huguerie, 3, Bordeaux (Gironde).
Sicre, quai de Gesvres, 8.
Simon, rue Grange-Batelière, 13.
Simon, rue du Bac, 36.
Sochaczewski, Burie (Charente-Inférieure).
Société d'alimentation lactée, rue de Trévise, 28.
Société française de produits sanitaires et antiseptiques, rue des Francs-Bourgeois, 35.
Société du Lysol, place Vendôme, 24.
Swann, rue Castiglione, 12.
Taine, rue du Marché-Saint-Honoré, 7.
Tallon, avenue d'Antin, 49.
Tanret, rue d'Alger, 14.
Tarin, place des Petits-Pères, 9.

THIBAULT (Paul), rue des Petits-Champs. 76.
THOMAS (J.), avenue d'Italie, 48.
TRAPPE (La) DE N.-D. DES DOMBES, par Marlieux (Ain).
TREHYOU, rue Sainte-Anne, 71.
TROUETTE-PERRET, rue des Immeubles-Industriels, 15.
VAN DEN BROECK, Lille (Nord).
VAUCHERET, rue de Rambuteau, 74.
VAUTHIER, rue du Chemin-Vert, 96.
VÉE, rue Vieille-du-Temple, 24.
VERNADE, Bourges (Cher).
VERNE (A.-J.), rue Saint-Paul, 32.
VERNE, Grenoble (Isère).
VIAL, rue Bourdaloue, 1.
VIAL, rue Bourbon, 14, Lyon (Rhône).
VICARIO, boulevard Haussmann, 13.
VIGIER, boulevard Bonne-Nouvelle, 12.
VIGIER (P.-V.), rue du Bac, 70.
VILLE (F.), Saint-Hilaire-de-Harcouet (Manche).
VILLEVIELLE, Grande-Rue, 68, Marseille (Bouches-du-Rhône).
VIRENQUE, place de la Madeleine, 8.
WINCKLER, Montreuil-sous-Bois (Seine).
WISLIN, rue de Seine, 31.
WUHRLIN, rue Lafayette, 11.
YVON, rue de la Feuillade, 7.

TABLE DES MATIÈRES

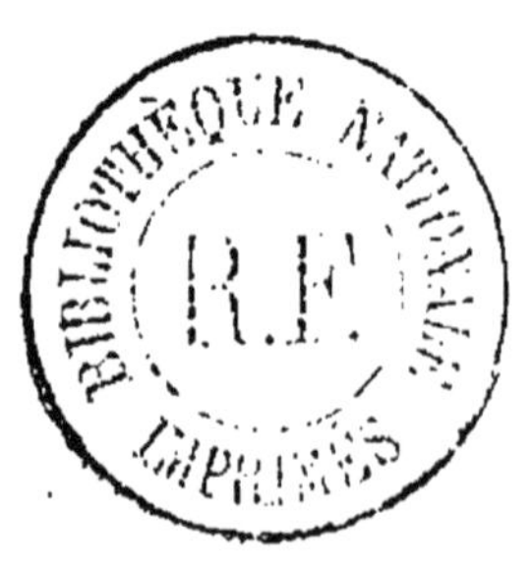

9379-95. — Corbeil. Imprimerie Éd. Crété.

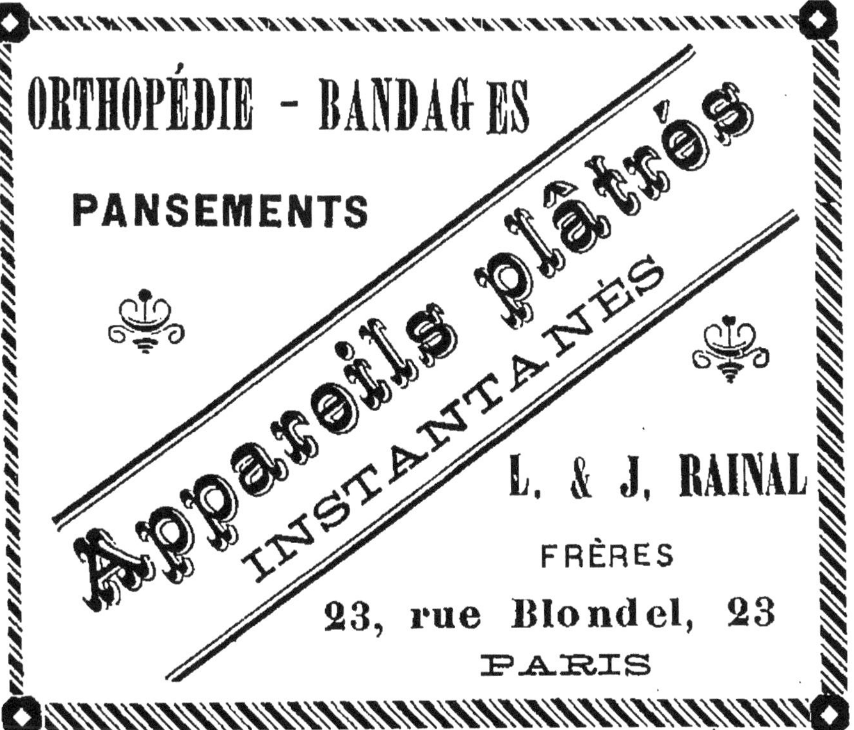

ORTHOPÉDIE - BANDAGES
PANSEMENTS
Appareils plâtrés
INSTANTANÉS
L. & J. RAINAL
FRÈRES
23, rue Blondel, 23
PARIS

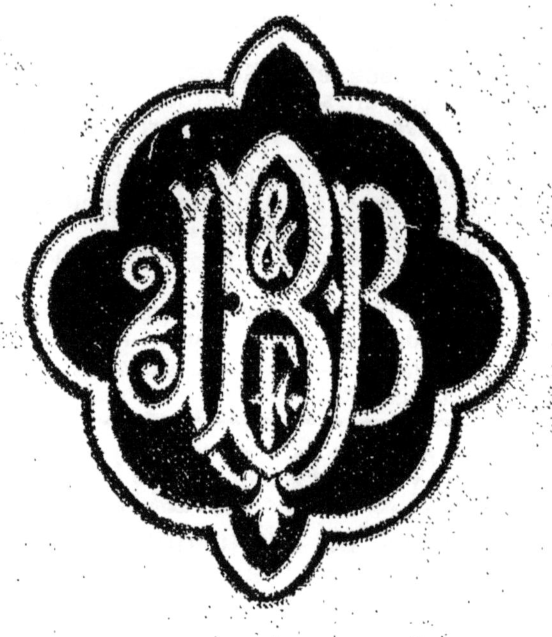

www.ingramcontent.com/pod-product-compliance
Ingram Content Group UK Ltd.
Pitfield, Milton Keynes, MK11 3LW, UK
UKHW020202250726
13967UKWH00003B/1217